内蒙古自治区高等学校科学研究项目,NJZY21445
内蒙古民族大学博士科研启动基金,BS626
内蒙古自治区教育科学研究"十四五"规划课题,NGJGH2021117
国家青年科学基金项目,62006130

文本信息抽取方法
——基于生物医学文本为例

马小蕾　著

吉林科学技术出版社

图书在版编目(CIP)数据

文本信息抽取方法：基于生物医学文本为例 / 马小
蕾著. -- 长春：吉林科学技术出版社，2022.9
ISBN 978-7-5578-9828-1

Ⅰ．①文… Ⅱ．①马… Ⅲ．①生物医学工程－信息处
理－数据采集－研究 Ⅳ．①R318②TP391

中国版本图书馆 CIP 数据核字(2022)第 184380 号

文本信息抽取方法：基于生物医学文本为例

著	马小蕾
出 版 人	宛 霞
责任编辑	许晶刚
封面设计	李若冰
制 版	北京星月纬图文化传播有限责任公司
幅面尺寸	170mm×240mm
字 数	120 千字
印 张	7.25
印 数	1-1500 册
版 次	2022年9月第1版
印 次	2023年3月第1次印刷

出 版 吉林科学技术出版社
发 行 吉林科学技术出版社
地 址 长春市福祉大路5788号
邮 编 130118
发行部电话/传真 0431-81629529 81629530 81629531
81629532 81629533 81629534
储运部电话 0431-86059116
编辑部电话 0431-81629518
印 刷 三河市嵩川印刷有限公司

书 号 ISBN 978-7-5578-9828-1
定 价 50.00元

作者简介

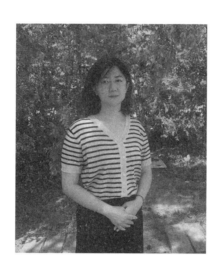

马小蕾，女，汉族，1984 年 1 月出生，内蒙古通辽市人，工学博士。现就职于内蒙古民族大学，讲师职称，从事高级语言程序设计和算法设计等课程的本科教学工作。主要研究方向为文本挖掘、自然语言处理和信息抽取。主持省级项目 2 项，参与省级项目多项，发表多篇 SCI 论文。

前　　言

　　生物医学文献是生物医学领域获取知识的主要来源,这些丰富的知识在推动健康、治疗理念,预防保健以及医疗管理等发展方面有着重要意义。呈指数级速度增长的医学文献因所涉及的内容巨大,已远远超出人类以传统方式获取知识的能力。从海量的电子文献中准确地获取有价值的、关键的医学知识,成为研究热点。

　　本书针对信息抽取中语义信息丢失、外部资源利用不充分以及样本信息利用率不高等问题,以生物医学文本信息表示、语义知识利用及深度模型构建为切入点,深入探究基于语义增强的信息抽取方法及药物作用机制发现上的应用。具体完成的主要工作内容如下:

　　(1)针对生物医学实体所包含的语义信息不充分问题,本书融入生物医学知识,提出一种基于归一化网络的生物医学实体关系抽取方法。首先,采用预训练的语言模型为语句中每个词生成高质量的深度上下文相关的词表示;其次,通过注意力机制发掘不同词汇对实体关系的贡献程度和潜在语义信息,获取丰富的上下文信息;再次,采用基于归一化方法的双向门控循环单元网络用以捕获全局深度的语义表示,解决高阶依赖关系的同时克服网络退化问题,并通过残差连接增强语义表示;最后,引入生物医学实体的结构特征来进一步增强表示。通过结合不同归一化方法,在不同规模数据集上进行实验,验证该方法在小规模数据集上具有较好的泛化性能,能作为新药发现、老药新用等生物医学实验的有益补充。

　　(2)针对传统生物医学事件抽取方法中错误样本信息利用率不高以及语义表示不足问题,本书提出了一种基于语义增强与错误检测机制的生物医学事件抽取方法。采用自训练学习模式解决训练集中存在的小样本问题,在迭代学习的样本数量扩充过程中,经语义相似度检测识别错误样本,将其过滤以获得精确的训练样本;其中 SVM 用于小样本数据集训练与生物医学事件预测,而错误样本的语义表示是基于扩展短句的高阶语义表示方法,通过频繁模式挖掘以及 C-LSTM 模型进行抽取。以 BioNLP GENIA 共享任务提供的评测结果为衡量标准,大量的实验结果表明,所提出的方法能够很好地从生物医学文献中抽取生物医学事件,能够为其他下游任务提供辅助工具,并作为途径富集、基因本体信号通路发现、代谢等的额外补充。

（3）针对蒙药治疗疾病作用机制不明,依赖于药物机制研究的知识库无法及时更新问题,提出了基于生物医学信息抽取的药物作用机制研究。以蒙药土茯苓七味汤散治疗银屑病为例,根据网络药理学分析方法,首先基于神经网络关系抽取模型对药物成分靶点相互作用进行识别,扩充现有知识库成分靶点,并识别银屑病靶点;接着分别构建药物成分靶点的蛋白质互作网络以及疾病靶点的蛋白质互作网络,合并网络后进行富集分析寻找可能治疗疾病的关键靶基因;最后采用基于生物医学事件抽取方法精准的获取关键靶基因相关文献,同时采用分子对接技术进行双重辅助验证,深入探究土茯苓七味汤散治疗银屑病的作用机制,对蒙药治疗疾病的临床应用具有一定的启发和指导意义。

目　　录

第1章 绪 论

1.1 研究目的及意义

数据如今已经成为一种资本,在服务方面和新数字产品上可以与金融和人力资本媲美。在过去的二十多年里,组学中高通量技术的应用使得生物和医疗行业积累了大量的数据用于了解疾病预后、个性化治疗和干预措施等[1]。而这些原始的数据在研究人员的处理中产生了大量的数据集、各种研究活动和发现。这使得生物医学文献的数量呈指数级增长,已成为生物医学领域中非常重要的资源。以中国科技部(最新发布的年份 2019 年)发表的科技论文统计分析为例,仅仅是临床医学文献的发表就超过了同年总和的四分之一,如图 1-1 所示。海量的生物医学文献为科研人员提供了探索各种科学方法以及获取丰富生物医学知识的机会。这些丰富的学术知识有助于科研人员和临床工作者发现疾病之间的潜在影响、基因和疾病之间的关系、药物和药物之间的作用、化学物质对疾病的作用等等;同时在推动着健康、治疗理念、预防保健以及管理方面也有着重要意义[2]。然而,如何从海量的电子文献中快速、准确地获取有价值的、关键的、科研人员所关心的数据,成为领域人员研究的难点和重点[3]。

医学文献检索系统可以用于解决从海量生物医学文献中获取科研人员所感兴趣的文献。例如典型的文献检索平台 PubMed[4],其主要功能是通过主题词匹配的方式获取文献。但是由于近些年文献的爆炸式增长,如图 1-2 所示,通过主题词匹配获取的文献往往也是海量的,这需要人们进一步的筛选与总结所需的特定知识,这一过程也将耗费人们大量的时间与精力。为了跟上文献的指数式增长,获取专有领域知识的信息抽取(Information Extraction,IE)[5,6,7]技术应运而生。

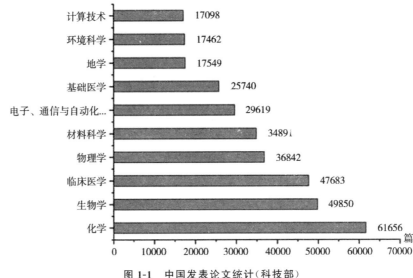

图 1-1　中国发表论文统计(科技部)

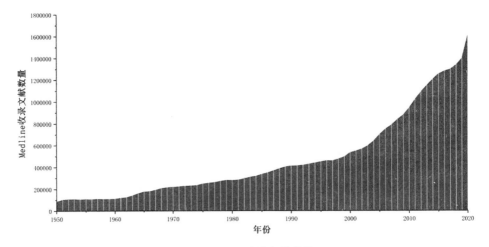

图 1-2　Medline 文献年增长情况

　　信息抽取的任务旨在从复杂的非结构化文本中抽取出易于查询和管理的结构化信息,从而实现知识的自动获取。信息抽取技术在生物医学领域的运用是目前研究的难点与热点,它是自然语言处理(Natural Language Processing,NLP)、生物信息学和医学等多个领域交叉研究的结合。

　　生物医学命名实体识别(Biomedical Named Entity Recognition,BioN-ER)[8]、生物医学实体关系抽取[9,10]与生物医学事件抽取(Biomedical Event Extraction)[11,12]是生物医学信息抽取的主要研究方向。生物医学命名实体识别是指识别出生物医学文献中表示某种意义的名词,如药物、疾病、基因或蛋白质等。生物医学实体关系抽取包括化学物与蛋白质间相互作用(Chemical-Protein Interaction,CPI;Drug-Target Interactions,DTI)、药物间相互作用关系(Drug-Drug Interactions,DDI)等等。化学物与蛋白质间关系检测是一个未被充分开发的领域,它在生物学、药理学、临床医学研究等方面扮演着重要角色[13,14]。药物间交互关系是指两种药物同时服用,药效学或者药代动力学在体内发生作用时所产生的影响[15],在生物医学实体关系抽取研究中占有重要位置。上述实体关系对精准医疗等起着巨大的帮助,尽管现存技术取得了一定的进展,但也存在着诸多问题,制约其性能进一步提升。因此,本书从具体的生物医学信息抽取任务入手,研究化学物与蛋白质相互作用关系和药物与药物间相互作用的抽取方法,提升生物医学实体关系抽取性能,获取有价值的专有领域知识,进而推动相关领域的发展。生物医学事件抽取旨在提取蛋白质分子层面发生的变化与关系,它对生物实体之间的交互给予详细的定义,如基因表达、绑定、磷酸化、调控等等[16]。因此,在基因本体(GO)库建设上,生物医学事件抽取起着积极的作用,同时也有助于一些关系数据库如通路(pathway)数据库以及蛋白质关系库等的挖掘整理工作,提升研究效率[17]。然而,目前生物医学事件抽取由于其固有的多元事件以及事件间的嵌套,导致生物医学事件抽取的效果并不理想以至于不能达到实际应用。因此,如何有效地提高生物医学事件抽取性能,受到了科研人员越来越多的关注。尽管做好生物医学实体关系抽取与生物医学事件抽取对专有领域的发展有着巨大贡献,但目前缺乏对信息抽取技术结合领域知识做进一步研究的工作,例如传统蒙医药治疗疾病的作用机制分析,做好这部分工作将为生物医学领域信息抽取技术在蒙药治疗疾病的发展中起到积极的推动作用。

1.2　国内外研究进展

从原始文本中抽取特定的信息,以结构化的形式帮助人们实现内容的自动分类、加工处理和重构,这种技术称为信息抽取[18]。这些信息如图 1-3 所示,通常包括实体抽取与链指(又称为命名实体识别)[19,20]、关系抽取[21,22]和事件抽取[23,24],能够对其语义内容建立更有意义的、丰富的表示,这些表示可用于填充提供更多结构化输入的数据库或组织成为知识图谱。

因此,对于信息抽取技术而言,如何更准确、更规范和更高效,是自然语言处理所追求的目标。

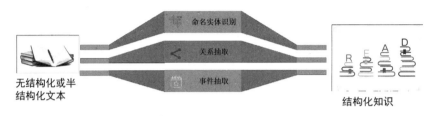

图 1-3 信息抽取研究框架

在 20 世纪 80 年代,美国政府开始重视信息抽取技术,由它所资助的消息理解会(Message Understanding Conference,MUC)积极开展了信息抽取技术评测任务。MUC 系列会议[25]从初期的海军情报信息抽取出自定义的结构化军事信息,到评价体系的制定以及不断完善的信息抽取任务相关定义,如实体名、事件类型、地点、作用等,根本上促进了信息抽取技术的创新与发展。

ACE[25](Automatic Content Extraction)自动文本提取,是在 MUC 会议停办之后又一个将信息抽取技术推向新高度的评测会议。它是由美国国家标准技术研究院(National Institute of Standards and Technology,NIST)创立的自动化抽取文本中的实体、关系、事件等的评测任务。在后期举办的 ACE 评测任务中,不仅仅包括单文档英文语料的信息抽取任务,还包括单文档阿拉伯语的实体识别、关系发现任务以及英语和阿拉伯语跨文档的信息抽取任务。

文本分析大会(Text Analysis Conference,TAC)也是由美国国家标准技术研究院所组织的的系列研讨会,每年针对不同的信息抽取任务[26,27,28,29],它可以看作是 MUC 和 ACE 信息抽取的自然延续,其目的是促进对信息自动化抽取的研究,包括问答、事件论元提取、情感分析、提取药物标签以及实体发现与链接等。从 2008 年开始 TAC 已经连续举办了 13届,为非结构化文本自动信息抽取技术的发展做出了巨大的贡献。

早期的信息抽取技术与知识传播的媒介有关,例如:杂志报纸(文本),文件等[30]。而生物医学领域的信息抽取在性质上与传统的信息抽取不同,因为生物医学领域信息抽取主要涉及大量的本体、术语和语料库,这些往往与基因组学、化学物与蛋白质关系、基因关系、以及各种分子信息等相关。随着生物医学领域这种细粒度的自然语言交流方式呈现指数级增长,获取生物医学专有领域知识就愈发迫切。

为了推动生物医学信息抽取技术的发展,许多国际组织发布了相关的学术测评任务。BioCreative[31] 在 2004 年开始至 2020 年初已经成功举办了 12 届,是生物医学信息抽取最主要的评测之一,涉及的生物医学信息抽取种类较多,包括基因标准化、基因识别、蛋白质交互、化学物质和药物识别以及关系抽取等任务。BioCreative 每一次的任务发布都针对于当前生物医学信息抽取中的需要解决的实际问题,为信息抽取在生物医学领域的发展做出了杰出的贡献。除了 Biocreative 评测任务,还有许多其他的重要的生物医学领域信息抽取评测,像美国国立卫生研究院 i2b2/n2c2,自 2006 年起至今已经连续举办了 10 届,面向电子病历文本的信息抽取,包括临床实体识别、患者分类、药物不良反应、临床术语标准化等任务,由于电子病历数据具有很强的私密性,许多数据难以公开,所以 i2b2 评测任务为临床科研做出了巨大的贡献。BioASQ[32] 关注的重点则在于大规模生物医学语义索引与问答系统面临的挑战。除此之外,BioNLP[33] 共享任务从 2009 年开始发布,涉及了多种生物医学领域关系抽取、事件抽取以及知识库构建等任务。

与其他领域的信息抽取不同,生物医学领域信息抽取往往与基因组学、化学物与蛋白质关系、基因关系以及各种分子信息等相关。因此,下面将专门介绍生物医学领域的一些信息抽取进展。

1.2.1 实体识别概述

生物医学领域的命名实体识别[34,35] 与其他领域的命名实体识别相比更具挑战性,这是由于生物医学文献中普遍存在极具个人语言特色的表述,从而形成术语不规范问题。这种不规范造成了生物医学领域命名实体识别的难度,如词汇过长(包括非连续实体)、实体边界不一致(相同实体的缩写不一致,相同缩写表示不同实体)、一个实体包含另外一个实体(如嵌套实体)等。为了解决这些问题,研究者们提出了许多方法。

前期,命名实体识别采用的技术是基于字典和基于规则的方法来识别生物医学文献中出现的实体[36]。这种技术收集现有的医学实体构建成字典库,并按照人工设计的规则进行匹配,从而达到识别实体的目的。基于字典和基于规则的方法在实体识别中具有较高的精度,但是随着生物医学领域的文献增长,新出现的实体也层出不穷,基于字典的方法无法覆盖所有的实体。除此之外,基于规则的方法不仅需要精通生物医学领域知识,还需要其熟悉语言规则才能构建规则。导致这两种前期技术的人工成本和时间成本很高,而且可移植性不强。

随着技术的发展,机器学习用来解决基于字典和基于规则在命名实体识别中的缺陷,通过人工设计特征对数据进行训练得到模型,再通过训练好的模型对新数据进行预测,判断一个实体的类型。尽管机器学习方法在文本中提取丰富特征方面具有优势,但是针对不同的生物医学实体识别任务,除了需要设计特定的特征工程,还需要具备较高的生物医学知识,耗时耗力而且泛化能力差,对于非连续实体、重叠实体、嵌套实体识别的效果也差强人意。

不同于传统的机器学习,深度学习能够自动学习样本数据,减少了人工显性学习的工作量,这种技术的引入使得命名实体识别的效果开始提升。Maryam 等人[37]使用 LSTM-CRF 模型去识别生物医学文本中的化学名称、疾病名称、物种名称、基因/蛋白质名称和细胞系名称。但是由于生物医学文本的复杂性和术语不规范问题,Maryam 等人识别非连续实体、重叠实体和嵌套实体并没有实质性提高。Suárez-Paniagua 等人[38]采用的模型是与 Maryam 类似的 BLSTM-CRF 模型,不同的是使用 BMEWO-V 标注方法来表示连续实体、非连续实体、重叠实体和嵌套实体,尽管这部分实体(包括药物、行为、概念等)识别精度的提升,使得在当年的电子健康挑战(TASS-2018 Task 3)评测中取得了最优成绩,但是在实体识别中仍旧存在语义理解不足问题,并且 BMEWO-V 标注的效果需要进一步验证。He 等人[39]为了解决生物医学文本中实体识别的语义理解不充分问题,对疾病进行实体识别时,通过弱监督方式用疾病知识显式地扩充预训练语言模型,预训练语言模型将获得与疾病相关的特定信息的补充(如症状、诊断、治疗等),增强了模型在实体识别过程中的语义理解。

虽然基于深度学习的生物医学命名实体识别方法性能上得到了改进,但是由于生物医学语料的多样化、写作风格和术语、不规范的用语等,再加上金标准语料样本不足导致非连续实体、重叠实体以及嵌套实体等学习不充分语义理解不足,导致生物医学命名实体识别达不到理想情况。提高生物医学命名实体识别效果有助于具体领域中的落地实践,如药物不良反应检测,可以为药物发现、药理学和毒理学等提供药物的知识挖掘和应用过程。因此,有必要对上述问题做进一步研究,助力生物学医学命名实体识别的落地应用。

1.2.2 实体关系抽取概述

1.化学物与蛋白质关系检测

在药物开发过程中,找出药物与靶蛋白之间的相互作用强度是至关重要的。然而,在湿实验(wet lab experiment)中进行虚拟筛选既昂贵又耗时,而利用计算机方法来预测化学物与靶蛋白之间的相互作用可以大大加快药物的开发进程降低成本,这对生物医学的发展有着深远的影响。为了促进该领域的研究,并专注于可能与精准医学相关的化学物-蛋白质相互作用;与药物发现相关的化学物-蛋白质相互作用;与基础生物医学研究相关的化学物-蛋白质相互作用,BioCreative VI 发布了其中的一个子任务,化学物-蛋白质相互作用对检测任务:抽取化学物实体和至少属于一组预定义关系类型的蛋白质/基因之间的关系。现有的预测化学物与蛋白质相互作用的传统机器学习方法大致可以分为两类:基于相似度的方法和基于特征的方法,这些方法将CPI视为分类问题。

基于相似度的方法依赖于具有相似结构的化学物应该具有相似效果的假设。Olayan 等人[40]通过启发式方法确定药物之间和蛋白质之间的相似性度量的优化组合,并应用基于图的特征的随机森林(Random Forest,RF)模型进行分类。Tong 等人[41]提出的 SimBoost 是基于特征的方法构造特征向量作为输入,将化学物的描述符与目标的描述符相结合生成特征向量作为支持向量机等算法的输入,在其特征构造中,涉及了药物和其靶点的相似性矩阵。Li 等人[42]开发了一个半监督学习框架 NormMullnf,由样本之间的相似性和样本之间局部的相关性来确定相似性度量,整合生物信息对样本进行标记,最后将相似性信息集成到主成分分析模型中。Yasuo 等人[43]开发了一种高效算法,用于从大规模异质数据中提取信息丰富的 CPI 特征。这些方法既可以预测连续值又可以预测离散值,然而,这些方法要么仅仅依赖于相似性,要么需要专家知识来定义蛋白质和化学物的相关特征,称为"特征工程",不能获得足够的语义信息。此外,它们通常无法模拟化学物分子内以及化学物与其靶蛋白之间高度复杂的相互作用。

而随着科技的进步,神经网络的发展也是日新月异,为解决上述问题提供了新思路。基于深度神经网络(Deep Neural Networks,DNN)的机器学习方法在化学物-蛋白质的相互作用应用越来越广泛。DNN可以自动从输入数据中提取重要特征,将低层特征抽象成高层特征,并在数据集中捕获复杂的非线性关系[44,45]。基于深度学习的CPI预测方法已被证明优于现有的预测方法,并取得了良好的效果[46,47,48]。

在机器学习领域,表示学习和深度学习是目前两种有效提取特征和解决大规模数据分析中可伸缩性问题的常用方法。表示学习旨在从相对原始的数据中自动学习数据特征,可以更有效、更容易地利用这些数据来提高学习性能[49,50]。同时,深度学习的目标是从输入数据中提取高层次的抽象特征,通常采用多层非线性变换,但它们从生物学角度的实用性上来看受到了约束,因此缺乏可解释性。最近,可微表示学习方法可以直接应用于低层次的表示,可以对CPI预测做潜在的解释。例如,Altae-Tran等人[51]探索使用图卷积网络对化学结构进行建模。尽管将递归神经网络(RNN)应用于蛋白质序列是直观的,Schwaller等人[52]也使用RNN对"Simle"序列(分子化学结构编码)进行建模。而预训练语言模型的出现很大程度上提高了数据表示学习的质量。Peng等人[53]证明了BERT[54,55]在化学物与蛋白质相互作用任务中能够提高模型的性能,最终结果F1值为72.5%。Choiet等人[56]使用BERT输入序列进行编码,并使用深度神经网络进行重新训练,其结果达到了当时最先进的性能,F1值为78.83%。

综上,在CPI抽取的研究工作中,每种方法都有自己独特的优势,到目前为止基于深度学习的方法占有明显的优势。但是,从信息抽取的角度上来看,CPI抽取任务通常被看作单一任务去抽取,尽管能够较好地进行语义信息表示,但并未从生物学角度的实用性去考虑,系统在泛化性和性能上有所欠缺,语义信息不够充分,因此从这两方面展开研究是非常必要的。

2. 药物与药物关系检测

药物-药物相互作用定义为由两种或两种以上的药物组合而成。药物之间的药理作用可能改变药物的功能,从而引起药物不良反应甚至医疗事故[57]。如果可以从大量的文献中有效地抽取DDI信息,不仅可以迅速提供药物警戒的最新信息、更新药物数据库,同时也能发掘老药新的用法。因此自动有效地抽取药物-药物相互作用关系是一项具有挑战性的任务[58,59]。

DDI初期主要采用基于规则的方式,基于规则的方法需要大量的人工定义或者从训练语料中学习获得规则,整个过程耗时耗力,不具备成本效益并且需要具备语言学、医学以及计算机领域等专业知识。如Segura等人[60]在领域专家的帮助下定义了一套特定领域的词汇模式,以捕捉文本中最常见的DDI表达方式。Zhang等人[61]通过分析训练数据,设计了一系列有助于特征提取的规则,并采用SVM用于DDI抽取。虽然基于规则的DDI抽取精确率较高,但是召回率却较低。随着DDI Extraction 2011[62]和2013[63]共享任务挑战的举办,标注语料的诞生为机器学习在DDI抽取的发展带来了机遇,基于机器学习的方法普遍优于基于规则的方法,能够展示更好的性能和概率,而随着技术发展,早期的机器学习可以定义为基于传统特征工程的机器学习方法,近年来的机器学习可以定义为基于深度学习的方法。

(1)基于传统特征工程的机器学习方法

传统的机器学习采用人工设计特征,如:依存特征、句法特征、词性特征、词干特征等等,然后采用不同的分类器选择不同的特征训练模型用于预测文本中的DDI。Behrouz等人[64]设计了三个特征集合:否定线索特征集、从句依存特征集、中性候选特征集,与不同的基于内核的方法组合,在DDI Extraction 2013的两个语料MEDLINE和DrugBank上来验证所设计的特征集对DDI抽取的影响,实验的结果表明所提出的特征集可以提高DDI抽取任务的性能,尤其是中性候选特征集。Zheng等人[65]在不涉及多个内核和外部资源的情况下,根据上下文信息,利用词之间的远近关系获得标记句子的周围特征应用于图形核函数中,在DDIExtraction 2013语料库上F1值达到了68.4%。Raihani等人[66]对DDIExtraction 2013数据集进行划分与新特征集优化组合,并采用级联策略抽取DDI,总体的F1值达到了71.8%。Wang等人[67]在基本特征的基础上增加了依存嵌入和抽象意义表示(Abstract Meaning Representation,AMR)嵌入作为抽取DDI的特征,采用AMR的目的是远离句法的特异性试图捕获核心信息,在DDIExtraction 2013测试集上F1值达到了84%。基于传统特征工程的机器学习方法虽然能有效利用上下文信息,但是在语义表示上有所欠缺,并且严重依赖于特征设计。

(2)基于深度学习的方法

不同于传统的机器学习,深度学习能够自动学习样本数据将其转化为更为抽象的表示,而不需要人工来进行样本特征的设计。近年来,随着技术的进步,深度学习技术在图形图像、语音识别和自然语言领域取得了巨大的进步。在生物医学领域,深度学习也逐渐成为信息抽取的主要技术,许多科研工作者在DDI抽取中取得了优异成绩。Liu等人[68]使用词嵌入和候选药物之间依存关系嵌入,利用卷积神经网络(Convolution Neural Network,CNN)[69]学习特征,最终实现对候选药物之间的关系分类。Sun 等人[70]提出了一种层次化的深层神经网络称为深度卷积神经网络(Deep Convolution Neural Network,DCNN)来丰富特征提取过程,以提高 DDI 抽取性能;并且在他们进一步的研究工作中[71]中设计了一种新的递归混合卷积神经网络,在 DDI Extraction 2013 数据集上为了缓解正负样本的不平衡改进了损失函数。Luo 等人[72]使用了预训练语言模型 ELMo[73],设计了基于注意力机制(attention mechanism)的双向长短记忆网络-条件随机场(BiLSTM-CRF)模型,根据抽取规则挖掘 DDI,这种方法能够充分利用实体之间的依存关系,提高 DDI 抽取的性能。Zhang 等人[74]通过双向门控递归单元网络学习句子序列和最短依存序列的语义信息和语境信息,输入到胶囊网络(GRUTC),从而提高 DDI 的抽取效果,在 DDI Extraction 2013 语料库上F1 值达到了 73.7%。Ishani[75]利用从丰富的药物化学结构中获得的药物词嵌入与生物医学领域的训练模型 BioBERT[76]训练的词嵌入有效结合起来,使用自动编码器抽取文本中的 DDI。

虽然基于深度学习的 DDI 抽取方法在性能上取得了长足的进步,但总的来说,由于 DDI 语料库中,生物医学文献所特有的长而复杂的句子以及一些上下文语境下的不连续实体,导致了 DDI 抽取中语义信息和语境信息的学习并不充分,抽取性能并不理想,因此继续开展 DDI 抽取研究是非常必要的。

1.2.3 生物医学事件抽取概述

为了帮助阐明生物分子在重要的生物过程中所起的作用,以及反过来在表型结果中所起的作用,科研人员需要从大量的文献中自动抽取蛋白质-蛋白质相互作用和蛋白质-疾病关联等过程相关的生物事件。生物医学事件抽取在系统生物学中有着广泛的应用,从支持创建和注释路径到自动填充或丰富数据库。不仅如此,生物医学事件抽取系统可以被训练来识别更为广泛的活动,包括途径富集和构建、基因调控事件以及代谢或信号反应等[77],因此生物医学事件抽取在生物医学领域信息抽取中占有非常重要的地位。

早期完成生物医学事件抽取任务的方法分为两种,即基于规则的方法和基于机器学习的方法。基于规则的方法从标注语料获得触发词和蛋白质字典,并且学习定义触发词和蛋白质间的模式,再应用触发词字典和定义的模式从文本中抽取事件。基于规则的方法通常受限于标注语料,不同的语料库样本分布状况不同,因此在同领域的相关任务中基于规则的方法会出现高精度低召回的现象,导致泛化能力差,如要提高泛化能力,则需要人工定义大量规则,这会进一步提高时间成本和人工成本。基于机器学习的方法是目前生物医学事件抽取的主流方法,它将事件抽取任务视为分类问题。基于机器学习的方法又分为:基于特征工程的传统机器学习方法、基于深度学习的方法。

1. 基于特征工程的传统机器学习方法

传统的机器学习方法需要从原始数据中人工定义特征,特征的设计需要贴合数据分布才能有效地提高模型性能。Jake Lever 和 Steven JM Jones[78]在生物医学事件抽取中设计了整句特征、依存路径特征、实体特征和多类别句子单实体特征等来提取语义信息,并采用特征选择进行 SVM 分类。Venugopal 等人[79]设计了三组特征集合:触发词特征、论元特征和依存特征,使用 SVM 处理高纬特征得到低维特征,再采用马尔科夫逻辑网络(Markov logic network,MLN)进行学习和推理。Zhou 等人[80]利用隐狄利克雷分布(Latent Dirichlet Allocation,LDA)发现句子隐含主题结合 K 近邻(KNN)从大量的文本中寻找具有相似结构句子,从而丰富标注语料。Sabenabanu 等人[81]设计的特征结合了多尺度拉普拉斯图核与基于特征的线性内核,并利用 SVM 进行事件识别。尽管传统的机器学习方法在文本中提取丰富特征方面具有优势,但这些特征会受到语义鸿沟和维度灾难问题的制约,同时需要更多的实验来选择特征的最佳子集。

2. 基于深度学习的方法

近年来越来越多的研究者们在研究生物医学事件中采用各种神经网络模型,以往的人工定义特征的模式被从文本中自动学习表示所替代。图尔库大学的 Björne 等人[82]采用卷积神经网络来改进 TEES[83]中的管道模型,特征采用各种矢量空间嵌入编码来表示。Trieu 等人[84]开发了具有端对端 DeepEventMine 的新神经模型抽取嵌套事件,该模型包括 4 层:BERT 层、实体/触发词层、论元层和事件层,该模型在 7 个生物医学领域数据集进行测试,取得了良好的成绩。Li 等人[85]通过嵌入知识库中的描述性注释进一步扩展了单词表示,并证明了领域知识在生物医学事件抽取中的重要性。

Huang 等人[86]提出的事件抽取方法,通过构建包含概念和语义推理路径的分层知识图谱,在预训练语言模型 SciBERT[87]基础上,辅以新颖的图神经网络模型将领域知识纳入到丰富的上下文表示中,该方法利用知识图谱和事实关系推理能够更好地识别事件。Zhu 和 Zheng[88]为每个事件触发词、关系和候选事件分配了单独的概率,并将关于事件结构准确性的最终决策转移到后处理步骤中的优化方案去解决。神经网络模型虽然具有自主学习特征的优点,但是很少有研究从错误数据分布方面去改进模型,提高模型性能,并且神经网络模型需要网络的深度、复杂度和更多的数据,而这些往往决定了计算的代价,这也为深度学习技术带来了新的挑战。

事件抽取在生物医学信息抽取中具有重要意义,虽然技术的进步涌现了许多研究成果,但是在论元多元化、嵌套事件方面,由于语义信息表示不足导致了复杂事件并没有较大突破,这也限制了事件抽取本身的总体性能,生物医学事件抽取的发展仍旧任重而道远。

1.3　本书工作及组织结构

本书针对生物医学信息领域目前的主要任务和面临的主要问题展开研究,探索有效的生物医学文本信息抽取方法,通过对生物医学文本信息建模,抽取有效的语义知识,发掘出生物医学中药物-靶点相互作用、药物-药物相互作用和生物过程等深层次的特征。目前的信息抽取在命名实体识别、实体关系抽取和事件抽取已取得不错的效果,然而在外部资源利用上、错误样本语义信息利用方面、语义理解缺乏以及对信息抽取结果的利用方面仍存在问题。考虑到信息抽取药物作用机制方面具有一定的应用价值,本书首先研究生物医学文本信息抽取的相关任务和技术;其次,针对领域任务和数据的特点构造模型,挖掘丰富的语义特征,局部语义理解表示和全局语义表示,围绕二元实体关系抽取和复杂的多元生物医学事件抽取;最后,将实体关系抽取和生物医学事件抽取应用于蒙医药土茯苓七味汤散治疗银屑病作用机制研究中。

第 1 章:介绍本书研究内容的背景与意义。

第 2 章:概述本书研究内容所涉及的相关任务,介绍相关的词的分布式表示,同时叙述本书研究中用到的深度学习技术:卷积神经网络、残差网络、循环神经网络以及注意力机制,最后给出生物医学信息抽取的评价指标。

第 3 章:重点研究生物医学实体关系。针对生物医学实体所包含的生物医学语义信息不充分问题,本书提出一种基于生物医学知识的归一化网络实体关系识别框架。大多数现有的深度学习模型不能建模生物实体之间的长距离依赖关系。并且随着神经网络层数的增加,产生高阶的非线性依赖关系,可能导致网络退化和梯度消失的现象,造成神经网络的训练不稳定,从而提出一种新模型来提高生物医学实体关系抽取的性能。首先,用预训练语言模型为语句中每个标记生成高质量的深度上下文相关的词嵌入,使用注意力机制来发现不同词对实体关系的贡献程度和潜在的语义信息。接下来通过结合归一化方法的双向门控循环单元(BiGRU)网络用以捕获全局深度语义表示,解决高阶依赖关系的同时克服网络退化问题,并通过残差连接增强语义表示。最后,介绍基于生物医学知识的实体结构特征,来进一步增强表示,即药物分子结构与蛋白质序列的生物学特征表示;融合特征表示进行模型训练。实验结合不同归一化方法,在不同形式的语料集上均能取得较好的效果,能够为第 5 章提供网络构建基础,也能作为新药发现等生物医学实验的有益补充。

第 4 章:重点对生物医学事件抽取进行研究。针对传统生物医学事件抽取方法中错误样本信息利用率不高,以及语义表示不足问题,本书提出一种基于语义增强与错误检测机制的生物医学事件抽取方法。采用自训练学习模式,解决训练集中存在的小样本问题,在迭代学习的样本数量扩充过程中,经语义相似度检测识别错误样本,将其过滤以获得精确的训练样本。其中,SVM 用于小样本数据集训练,对生物医学事件类别进行预测;CNN 与 LSTM 的融合框架(C-LSTM)主要通过短句表示提取更高层次的特征,进而获取错误样本对的表示,引入频繁模式,增强语义。实验结果表明,与其他方法相比,本书所提出的方法能够很好地从生物医学文献中抽取生物医学事件,能够为第 6 章药物作用机制分析提供文献进行验证,也能够作为途径富集、基因本体信号通路发现、代谢等的额外补充。

第 5 章:通过生物医学信息抽取方法补充验证药物作用机制研究。针对蒙药治疗疾病作用机制不明,并且现有的药物机制研究大多依赖于生物医学知识库,而知识库的构建需要专家花费大量的时间和精力,知识库无法及时更新的问题,结合领域知识做深层次的研究,提出基于生物医学信息抽取的药物作用机制研究。以土茯苓七味汤散治疗银屑病为例,根据网络药理学分析方法,首先基于神经网络关系抽取模型对药物成分靶点相互作用进行识别,扩充现有知识库成分靶点,识别疾病靶点。然后分别构建药物成分靶点蛋白质互作网络,以及疾病靶点蛋白质互作网络,合并网络进行富集分析寻找可能治疗疾病的关键靶基因。最后,利用生物医学事件抽取方法获取相关文献,与分子对接技术进行双重验证。本书所提出的方法对蒙药治疗疾病的临床应用具有一定的启发和指导意义。

第 6 章:总结本书内容,指出工作中可以提升的部分,并对未来可能的研究方向做出展望。

第 2 章 基础知识概述

本章主要介绍本书研究工作的一些相关知识，它们为理解下面章节的工作起到铺垫作用。首先，在 2.1 节介绍本书研究的相关任务。其次，2.2 节介绍词的分布式表示。再次，卷积神经网络、残差神经网络和循环神经网络将在 2.3 节介绍。最后，2.4 和 2.5 节分别介绍了注意力机制和相关任务的评价指标。

2.1 相关任务概述

2.1.1 CHEMPROT 任务

BioCreative VI 发布了其中的一个子任务，化学物-蛋白质相互作用检测任务（CHEMPROT 任务），化学物与蛋白质/基因的相互作用在各种生物医学任务中都有应用，如知识图谱、药理学、毒理学以及临床研究[89]。CHEMPROT 语料库是为了促进化学物-蛋白质相互作用的文本挖掘技术提升而建立的。在 CHEMPROT 语料库里，由三个不同的语料构成，如图 2-1 所示，分别是训练集、开发集和测试集。

语料库里的每一篇文章都来源于 PubMed 文章，包括标题和摘要，由领域专家人工注释化学物、蛋白质实体以及它们之间的关系，训练集包含 1020 篇摘要，开发集 612 篇，测试集 800 篇。在 CHEMPROT 任务里包含了 10 组化合物-蛋白质相互作用关系，如表 2-1 所示，这些关系包括：PART _OF（CPR：1），REGULATION（CPR：2），UPREGULATOR（CPR：3），DOWNREGULATOR（CPR：4），AGONIST（CPR：5），ANTAGONIST（CPR：6），MODULATOR（CPR：7），COFACTOR（CPR：8），SUBSTRATE

(CPR:9),NOT(CPR:10)。

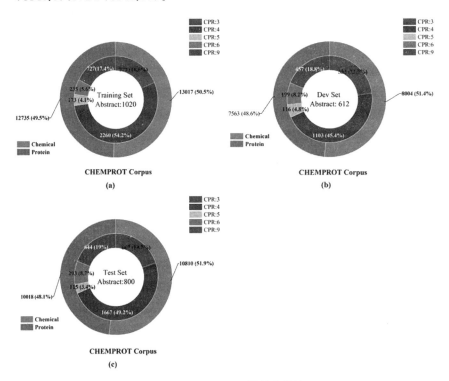

图 2-1　CHEMPROT 语料库统计

表 2-1　CHEMPROT 关系类型

关系类别	注释数量	评测	所属关系
CPR:1	677	N	PART_OF
CPR:2	4258	N	REGULATOR；IDIRECT _ REGULATOR；INDIRECT_REGULATOR
CPR:3	2074	Y	UPREGULATOR； ACTIVATOR； INDIRECT_UPREGULATOR
CPR:4	5119	Y	DOWNREGULATOR；INHIBITOR；INDIRECT_DOWNREGULATOR
CPR:5	500	Y	AGONIST；AGONIST-ACTIVATOR；AGONIST-INHIBITOR
CPR:6	741	Y	ANTAGONIST

续表

关系类别	注释数量	评测	所属关系
CPR:7	73	N	MODULATOR；MODULATOR-ACTIVA-TOR；MODULATOR-INHIBITOR
CPR:8	62	N	COFACTOR
CPR:9	1873	Y	SUBSTRATE；PRODUCT ＿ OF；SUB-STRATE_PRODUCT_OF
CPR:10	698	N	NOT

然而,在这项任务中,只有五个类别被考虑用于评测:CPR:3、CPR:4、CPR:5、CPR:6 和 CPR:9。尽管仅有五个类别用于评测,其他没有评测关系的样本也是有用的,它们可以用来创建负例样本来训练模型。图 2-2 是化学物与蛋白质互作样例。

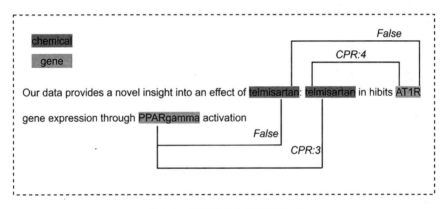

图 2-2 化学物蛋白质互作样例

在句子"Our data provides a novel insight into an effect of telmisartan:telmissartain in hibits AT1R gene expression through PPARgamma activation."中,两个 telmissartain 被注释为化学物,AT1R 和 PPARgamma 被注释为 gene/protein。其中,第二个 telmissartain 分别与 AT1R 和 PPARgamma 构成关系 CPR:4(telmissartain,AT1R)和关系 CPR:3(telmissartain,PPARgamma)。

2.1.2 DDI Extraction 任务

1997 年，国际语义评测大会，SensEval 成立，并于 1998 年、2001 年和 2004 年成功进行了 Senseval-1、2、3 的评测。大会创立的目的是增进人们对一词多义与词义的理解，因此举办的任务主要用来评测词义消歧。之后，由于参赛者越来越多，除词义消歧外，相关语义分析的任务也随之增加，如文本语义相似度计算、Twitter 语义分析、空间角色标注、组合名词的自由复述、文本蕴含识别、多语种的词义消歧等。参评队伍数量也反映了国内外研究团体对文本分析、词汇与语义计算研究的重视程度，同时代表了这些研究的最新国际技术和水平。

2013 年，大会组织者发布了当年语义评测的一个子任务，药物识别和抽取生物医学文献中出现的药物-药物相互作用。药物-药物相互作用的定义被广泛地描述为一种药物的作用因另一种药物的存在而改变(例如乙酰唑胺减少奎尼丁的尿排泄并可能增强其作用，中药甘草反甘遂等)。生物医学文献 DDI 检测是患者安全的一个重要研究领域，也是药物之间相互作用的最有效来源，因为这些药物的相互作用会引起不良反应从而增加医疗费用。

药物相互作用经常在期刊上报道，使得医学文献成为检测药物相互作用的最有效来源。这项任务的目标是提供一个共同的框架，用于评估信息抽取技术，应用于识别药理物质和检测药物相互作用的生物医学文本。DDI2011 任务集中精力于 DDI 抽取任务的新方面，假设药物识别，并向参与者提供药物注释。这项新任务将致力于抽取药物相互作用以及识别药物名称。此外，虽然 DDI Extraction 2011 共享任务依赖于由 DrugBank 数据库中描述 DDI 文本组成的 DDI 语料库，但为了解决多类别文本，以及由作者自身语言特色形成的叙述问题，DDI Extraction 2013 还集成了 MedLine 摘要(增加了以科学语言为特征的长句和从句的文章)。

DDI Extraction2013 共享任务的重点是药物相互作用的抽取。这个共享任务的目的是作为一个整体来处理 DDI 的抽取，但是它分为两个子任务，以便对问题的不同方面的性能进行单独评估。共享任务包括两个挑战：药物名称的识别和分类；抽取药物相互作用。药物相互作用的抽取是生物医学文献中一项特殊的关系抽取任务。这项任务对研究蛋白质间相互作用关系(Protein-Protein Interaction，PPI)抽取非常有吸引力，因为他们可以调整他们的系统来抽取药物相互作用。

DDI 2013 任务依赖于 DDI 语料库,该语料库包含药物相互作用的 MedLine 摘要以及描述药物与药物相互作用的 DrugBank 数据库文件。DDI 语料库是由文本组成的来自两个不同的来源:来自 DrugBank 数据库(DDI DrugBank 语料库,DB-2013)和 MedLine 摘要(DDI MedLine 语料库,MD-2013)。比 2011 的 DDI 语料库的规模增加了 213 篇来自 DrugBank 的新文本(添加到 579 篇现有文档中)和 233 篇 MedLine 摘要。在 DDI Extraction 2013 中药物与药物的关系分为四种类型,如图 2-3 所示。

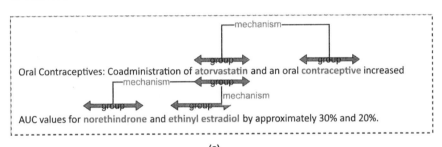

(a)

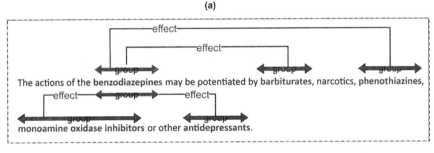

(b)

图 2-3 (a)DDI 机制 mechanism 样例;(b)DDI 影响 effect 样例

(1)mechanism:这种类型描述药物间的药效学或药代动力学机制(例如双香豆素降低氯磺丙脲的排泄)。

(2)effect:此类型用于注释描述药物相互作用的效果(例如,对正在服用氨茶碱的 10 名患者,合并服用依诺沙星,三四天后 8 名患者出现恶心、呕吐,两人心动过速,出现头痛)。

(3)advice:同时使用两种药物的建议(如磺胺药和维生素 C 不能联合使用)。

(4)int:一般性提到的药物间相互作用,没有进一步的细节。

DDI Extraction 2013 语料库由训练集和测试集构成,如表 2-2 所示,这里,false 表示药物间不存在相互作用。

表 2-2　DDI Extraction 2013 语料库统计

DDI type	DB-2013		ML-2013	
	Training set	Test set	Training set	Test set
mechanism	1257	278	62	24
effect	1535	298	152	62
advice	818	214	8	7
int	178	94	10	2
false	22217	4381	1555	401
total	26005	5265	1787	434

DB-2013 表示 DDI 2013 任务 DrugBank 语料库,MD-2013 表示 DDI 2013 任务 MedLine 语料库。

2.1.3　BioNLP GENIA 任务

BioNLP 共享任务(BioNLP Shared Tasks,BioNLP-ST)旨在促进生物医学文本挖掘的计算任务和解决方案[90],GEINA 任务是 BioNLP 共享任务系列自 2009 年开始连续四届的重要组成部分[91,92],一直在推动着生物学医学文献细粒度信息抽取的发展,特别是专注于生物医学围绕核因子 κB(nuclear factor kappa-B,NF-κB)领域知识的信息抽取(即:GENIA 事件抽取)。GEINA 任务为分子生物学领域的信息抽取、文本挖掘系统的发展和评估做出了巨大的贡献。然而,与关系抽取相比,因为其更倾向于捕捉文本的语义,事件抽取更加复杂,事件之间相互嵌套,尤其是生物医学领域的事件抽取具有更大的挑战性,进展也十分缓慢,因此到目前为止生物医学事件抽取仍旧吸引大量研究人员的广泛关注。

在 GENIA 任务里,事件通常包括生物医学实体(例如:蛋白质、基因、复合物或细胞成分)、触发词(决定事件类型,又称信号词,通常是动词和名词)和实体间的关系(取决于事件类型)。一个事件也可能作为论元涉及其他事件,事件的类型又决定了事件的角色。为了详细地描述生物医学过程,GENIA 任务组织者将事件定义为基本的 9 种类型:基因表达(Gene_expression)、转录(Transcription)、定位(Localization)、蛋白质代谢(Protein_catabolism)、磷酸化(Phosphorylation)、绑定(又称结合,Phosphorylation)、调控(Regulation)、正向调控(Positive_regulation)和负调控(Negative_regulation)。GENIA 标注语料以及事件样例如图 2-4 所示。

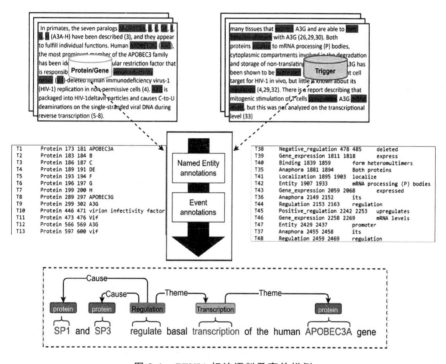

图 2-4　GENIA 标注语料及事件样例

在语句"…SP1 and SP3 regulate basal transcription of the human APOBEC3A gene…"中,SP1、SP3 和 APOBEC3A 被标注为蛋白质 T1、T2 和 T3,regulate 和 transcription 被标注为触发词 T13 和 T14,在这个句子中有三个事件被标注为如下所示:

{E1:Regulation:T13,Theme:E2,Cause:T1}

{E2:Transcription:T14,Theme:T3}

{E3:Regulation:T13,Theme:E2,Cause:T2}

E2 事件是一个简单的事件类型,是 Transcription,但事件 E1 与事件

E3 是一个嵌套事件(复杂事件),这是因为他们的论元是另外一个事件 E2。生物医学事件就是通过抽取这种简单事件和复杂事件的结构化形式来描述一个生物过程。

2.2 词的分布式表示

在自然语言处理中,如自动摘要、信息抽取、舆情监测、文本分类与问答系统,甚至是语音识别和生物序列等在应用上都需要语义理解,通过把句子当作序列可以从有限数据中提取出词与词之间的架构信息从而获得语义上的理解。而词的表示可以分为两种,一种是早期词的离散表示如:one-hot 编码(独热编码)[93]、Bag of Words(词袋模型)[94] 和 N-gram 语言模型[95]。然而,语言并不仅仅是每个词独立的表示,是多样性的、口语化的,并且在时间和空间上会进一步演化,这种词的离散表示泛化能力差,缺乏长距离依赖,并且会导致维度灾难,因此是不可持续的。而词的分布式表示可以通过语境中的共现模式来捕获词汇的含义,具有更强的长距离依赖和泛化能力,并且很大程度上解决了数据稀疏所带来的问题,下面介绍两类词的分布式表示。

2.2.1 词嵌入模型

2013 年随着 word2vec[96] 模型的提出,词嵌入开始备受关注。该模型需要大量的文本数据来学习词的表示,并在低维空间中以实值向量的形式进行描述(将所有的词向量化)。这些向量包括词的句法和语义特征(例如,具有相似含义的词的向量也是相似的)。word2vec 有两种模型架构用于学习单词的分布式向量表示,即基于跳格(skip-gram)的对数双线性模型与基于连续词袋(Continuous Bag-of-Words,CBOW)对数线性模型,架构的类型决定了单词的上下文是如何被利用的,如图 2-5 所示。在 skip-gram 模型中,根据当前单词预测周围的单词,对较远的单词分配较少的权重。而 CBOW 架构的思想却与 skip-gram 的思想南辕北辙,该模型学习是根据周围的词来预测当前的词,通过词向量加和平均得到而忽略它们的顺序,通常情况下训练效果不如 skip-gram。

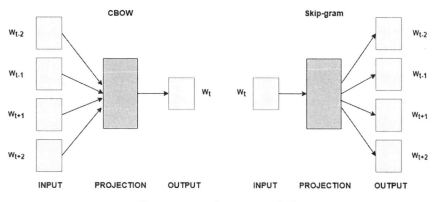

图 2-5　CBOW 和 Skip-gram 架构

2.2.2　预训练模型

BERT[54] 是 Google 于 2018 年提出的语言模型,与以往的语言模型不同的是,它是一种深度双向的多层语言模型,能够对词级别语义进行深度建模。BERT 在深层的双向 Transformer 编码器结构的基础上来构建整个模型。在预训练阶段引入掩码语言模型(Masked Language Model)任务和下一句预测的损失函数(Next Sentence Prediction),即在每一个训练序列中随机选择 15% 的词,替换成<MASK>标志或其他随机词或保持原样,输入到 BERT 中可以得到两个任务对应的损失函数,再把这两个损失函数加在一起就是整体的预训练损失函数,完成这些词的预测。而为了能区分不同句子,BERT 增加了<SEP>和<CLS>分别表示句尾和句首,更好地表征句子特征,如图 2-6 所示。

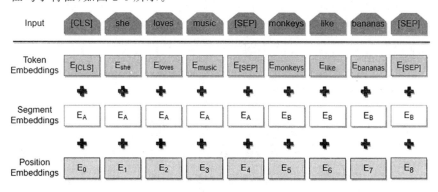

图 2-6　语言模型输入示例

2.3　深度学习技术

2.3.1　卷积神经网络

卷积神经网络[97]是受生物学上受纳野（Receptive Field，又称感受野）的机制而提出的一种前馈神经网络。CNN 在图像领域获得了巨大成功[98]，受深度学习技术在图像领域的影响，2014 年，Kim[99]成功的在文本分类任务中应用卷积神经网络，开创脱离了传统机器学习人工构建特征的先河，在当时的文本分类任务中取得了较好的效果。CNN 在领域内的成功，与它的架构特性息息相关，包括：局部感知、权重共享、空间或时间上的次采样。

1. 局部感知——受纳野

通常处理像图像这样的高维度输入，让下一个隐藏层的每个神经元都与前一层中的所有神经元进行连接，权值参数是巨大的几乎难以训练，是不现实的。而让隐藏层的每个神经元仅仅与输入数据的一个局部区域连接，权值参数将呈几何数量级减少，此时连接的空间大小称为神经元的受纳野。

2. 权值共享——卷积

尽管通过局部感知的方式可以降低权值参数，但是参数数量仍旧很多。在卷积层中使用参数共享的方式可以有效降低参数的数量，即权值共享。每个卷积核与上一层进行局部连接，同时每个卷积核的所有局部连接能够共享给剩下的神经元，这样训练的参数仅仅是权值参数（也就是卷积核的大小）从而大大减少网络的参数。

3. 空间或时间上的次采样——池化（pooling）

随着网络深度的增加，卷积核的增多，仍旧需要训练很多参数。池化的主要作用是逐渐降低卷积特征的空间尺寸，这样的话就能压缩网络中参数的数量，控制过拟合，模型的容错性和鲁棒性也会提高。通过卷积核和池化极大简化了模型的复杂度,最终减少计算资源所耗费的成本。

经典的 CNN 结构如图 2-7 所示。在 CNN 中由 N 个卷积块(一个卷积块是由若干个卷积层与多个池化层构成)首尾相接堆叠,并连接 K 个全连接层,最后由 softmax 层给出输入样本各个类的概率,所以 CNN 架构是三层堆叠架构即:卷积层、池化层、全连接层交叉堆叠。

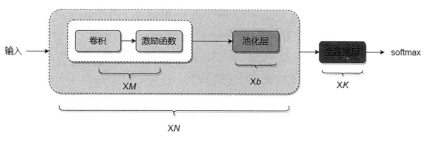

图 2-7　典型 CNN 结构

2.3.2　残差神经网络

残差网络[100](Residual Network,ResNet)的思想来源于卷积神经网络。为避免信息逐层减少、网络退化,残差网络通过使用直接映射连接非线性卷积层来保证后一层包含更多信息。对于一个堆积的深度网络,当输入为 x(恒等函数,Identity Function)时,学习到的特征定义为 $h(x)$(目标函数),但实际上,一个非线性单元 $f(x,\theta)$ 要比目标函数 $h(x)$ 更容易学习(学习内容少,难度小)。因此可定义 $f(x,\theta)=h(x)-x$,用 $f(x,\theta)+x$ 去逼近目标函数 $h(x)$。

图 2-8 给出了一个典型的残差单元示例,一个跨层的直连边外加多个堆叠的等宽卷积层构成残差单元,最后经过激活函数(线性整流函数,Rectified Linear Unit,ReLU)得到输出,那么由多个残差单元堆叠所构成网络称为残差网络。

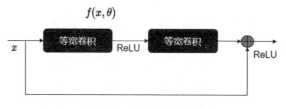

图 2-8　残差单元结构

2.3.3 循环神经网络

循环神经网络的核心是一个有向图，循环单元（节点）之间的连接是链式连接，网络具有记忆性。它的参数具有共享性质，可以通过反向传播算法将链式连接展开。但在循环神经网络中，由于梯度在反向传播中具有连乘效应，如果输入序列较长，当所有参数更新后，会导致梯度爆炸和梯度消失现象。因此，为了提升循环神经网络的性能，出现了许多有关循环神经网络的变体，门控机制（Gating Mechanism）就是最有效的变体。

1. 长短期记忆网络

长短期记忆网络（Long Short-Term Memory Network，LSTM）为了解决上述问题，在内部采取线性的循环信息传递方式，通过传输状态 $C_t \in R^D$ 实现；外部以非线性的方式输出，通过外部传输状态 $h_t \in R^D$ 实现。计算公式如下：

$$c_t = f_t \odot c_{t-1} + i_t \odot \tilde{c}_t \tag{2.1}$$

$$h_t = o_t \odot tanh(c_t) \tag{2.2}$$

其中，$\odot$ 是向量乘积，$f_t \in [0,1]^D$、$i_t \in [0,1]^D$、C_{t-1} 为 $t-1$ 时刻的记忆单元；$\tilde{c}_t \in R^D$ 是候选状态：

$$\tilde{c}_t = tanh(W_c x_t + U_c h_{t-1} + b_c) \tag{2.3}$$

内部状态 c_t 用于记录时刻 t 的历史信息，而历史信息的构成是通过三个门的二进制状态来控制信息传递的记录，即：输入门 i_t、遗忘门 f_t 和输出门 o_t，作用如下：

（1）输入门 i_t：控制候选状态 $\tilde{c}_t$ 在 t 时刻可以保存多少信息。

（2）遗忘门 f_t：控制内部状态 c_{t-1} 在 t 时刻可以有多少信息进入门控设备。

（3）输出门 o_t：控制内部状态 c_t 在 t 时刻输出给 h_t 多少信息。

计算方式为：

$$i_t = \sigma(W_i x_t + U_i h_{t-1} + V_i c_{t-1} + b_i) \tag{2.4}$$

$$f_t = \sigma(W_f x_t + U_f h_{t-1} + V_f c_{t-1} + b_f) \tag{2.5}$$

$$o_t = \sigma(W_o x_t + U_o h_{t-1} + V_o c_{t-1} + b_o) \tag{2.6}$$

x_t 是 t 时刻的输入, $\sigma(\bullet)$ 是 $(0,1)$ 之间的逻辑回归函数。图 2-9 给出了 LSTM 网络的循环单元结构。

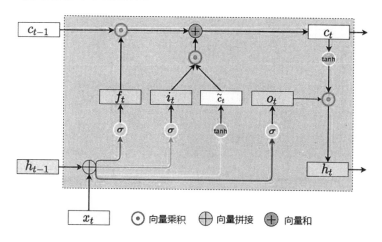

图 2-9 LSTM 网络的循环单元结构

2. 门控循环单元网络

门控循环单元(Gated Recurrent Unit,GRU)网络[101] 没有 LSTM 网络复杂。原因是它用一个更新门(Update Gate)来取代输入门和遗忘门的工作,也就是说需要保留多少历史状态信息、需要接受多少候选状态信息都用更新门来解决。即:

$$h_t = z_t \odot h_{t-1} + (1 - z_t) \odot g(x_t, h_{t-1}; \theta) \tag{2.7}$$

其中 $z_t \in [0,1]^D$ 为更新门:

$$z_t = \sigma(W_z x_t + U_z h_{t-1} + b_z) \tag{2.8}$$

当前状态 h_t 与前一时刻状态 h_{t-1} 之间的关系是由更新门 z_t 控制,即为非线性函数关系时, $z_t = 0$;为线性函数关系时, $z_t = 1$ 。公式 2.7 中的函数 $g(x_t, h_{t-1}; \theta)$ 定义为:

$$\widetilde{h}_t = \tanh(W_h x_t + U_h(r_t \odot h_{t-1}) + b_h) \tag{2.9}$$

其中 $\widetilde{h}_t$ 表示 t 时刻的候选状态,是由 $r_t \in [0,1]D$ 重置门(Reset Gate)来决定是否依赖 $t-1$ 时刻的状态 h_{t-1} 。

$$r_t = \sigma(W_r x_t + U_r h_{t-1} + b_r) \tag{2.10}$$

GRU 网络的循环单元结构如图 2-10 所示。

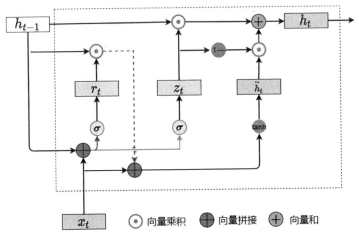

图 2-10　GRU 网络的循环单元结构

2.4　注意力机制

在算力不足的情况下,注意力机制[102]可以作为减少计算消耗从而处理更重要的信息、解决信息过载问题的一种重要方法。其思想源于人脑观察世界的专注模式,当神经网络对大量的数据信息进行挖掘时,可以把精神集中于关联的事物上,处理关键信息,减少其他信息的计算消耗,加快神经网络的收敛。在神经网络模型中注意力机制有两种:一是自下而上无意识的注意力,称为显著性的注意力机制(saliency－based attention),如最大池、门控机制;二是自上而下的聚焦式注意力(focus attention)。注意力机制的计算可以分为三个步骤:一是信息的输入;二是注意力分布的求解;三是计算加权平均。

2.4.1　信息输入

设有 N 组维度为 D 的信息,$x_1,\cdots,x_N$,为输入,定义为 $X=[x_1,\cdots x_N]\in R^{D\times N}$,$x_n\in R^D,n\in[1,N]$ 。根据人脑机制,只需要从 X 中选择和任务相关联的重要信息输入到神经网络中,减少计算资源。

2.4.2　注意力分布

假设 α_n 为注意力分布（Attention Distribution），它是输入向量 x_n 与查询向量 q 之间的相似性概率分布，而向量之间的相似性是通过函数 $s()$ 来计算的。设 z 表示被选择信息的索引位置，$z \in [1, N]$，当选择了第 n 个输入向量，可以用 $z = n$ 表示。

$$
\begin{aligned}
\alpha_n &= p(z = n \mid X, q) \\
&= \mathrm{softmax}(s(x_n, q)) \\
&= \frac{\exp(s(x_n, q))}{\sum_{j=1}^{N} \exp(s(x_j, q))}
\end{aligned}
\tag{2.11}
$$

其中，相似性函数 $s(x, q)$ 称为注意力打分函数，可以通过以下几种方式获得：

加性模型　　　$s(x, q) = v^T \tanh(Wx + Uq)$ 　　　　(2.12)

点积模型　　　$s(x, q) = x^T q$ 　　　　(2.13)

缩放点积模型　$s(x, q) = \dfrac{x^T q}{\sqrt{D}}$ 　　　　(2.14)

双线性模型　　$s(x, q) = x^T W q$ 　　　　(2.15)

其中 D 为输入向量的维度，W, U, v 为可学习的参数。

2.4.3　加权平均

α_n 可以解释为在一组 N 个输入信息 X 与查询 q 下计算相似性概率分布时，第 n 个输入信息受重视的程度。N 个 x_n 加权平均，即：

$$
\mathrm{att}(X, q) = \sum_{n=1}^{N} \alpha_n x_n = E_{z \sim p(z \mid X, q)}[x_z]
\tag{2.16}
$$

该式称为软性注意力机制（Soft Attention Mechanism），示例如图 2-11。

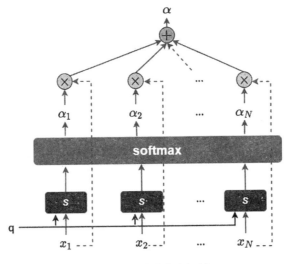

图 2-11　软性注意力机制

2.5　评价指标

在自然语言处理中评价指标被用来评价训练后的模型的泛化能力,起着非常重要的作用,根据自然语言处理的任务不同需要选择不同的评价指标,通常评价指标在生物医学信息抽取任务里采用召回率(Recall,R)、精确率(Precision,P)与 F1 值(F1-score,F1)进行评测。

精确率是指在预测语料中,训练好的模型对测试样本分配标签,当分配的标签与预测语料中标记的标签一致时,称为真正样本,而模型预测出的样本称为正样本,它们之间的比值即为精确率。召回率是指模型所预测出的真正样本与在所有测试语料中正样本的比值。通常情况下,精确率和召回率是矛盾的双生子,当一方不断提高的同时,另一方会呈现下降的趋势,因此根据不同的场景,需要判断所需要的主要指标是精确率还是召回率。但是通常情况下,单独考虑任何一个指标都具有片面性,人们往往是综合考虑。而综合考虑的评价指标,最常见的就是 F1-score(又称 F-Measure)度量指标,公式如下所示。

$$P = \frac{TP}{TP + FP} \times 100\% \qquad (2.17)$$

$$R = \frac{TP}{TP + FN} \times 100\% \qquad (2.18)$$

$$F1 = \frac{2RP}{R + P} \times 100\% \qquad (2.19)$$

其中模型预测正确的正例数量用 TP(True Positive),即真阳。如果模型预测为正例但却与真实标签不符,即为假阳,FP(False Positive)。同样,模型预测错误的负例数量定义为 FN(False Negative)即假阴,对应的预测正确的负例的数量被定义为 TN(True Negative)即真阴。

第3章　基于生物医学知识的归一化
网络实体关系抽取方法

3.1　引言

在生物医学领域,存在若干实体,如化学物、基因、靶点和疾病,它们彼此之间密切相关。在寻找治愈某种疾病的药物化合物过程中,研究人员最为关心的信息通常有三类:(1)配体(可以是现有药物的小分子化学物或是还没有临床应用的化学物)与蛋白质(靶点)之间的相互作用;(2)蛋白质与蛋白质之间的相互作用(用通路调节方法准确定位相互作用的位置);(3)药物与药物的相互作用,用于检测药物之间存在的潜在的不良反应或者发现老药新用。化学物和蛋白质与药物和药物是生物医学信息抽取研究中的重要实体,它们之间的相互作用在精准医疗、药物发现、基础临床研究和建立知识库方面发挥着关键作用[99]。然而,相关的细粒度信息不断地以自然语言的形式通过科学出版物进行交流,从这些科学出版物中手工抽取生物医学实体间相互作用是可能的,但却是昂贵和耗时的。大量有生物医学价值的信息隐藏在科学出版物中,而利用计算机方法来预测生物医学实体之间的相互作用可以大大加快药物的开发进程降低成本。因此,近年来,自动实体关系抽取在生物医学领域的许多学科中受到越来越多的关注。

2017 年举行的 Biocreative VI 挑战赛的精准医疗赛道主要是抽取生物医学文本中所述的化学物/化合物/药物与基因/蛋白质之间的关系(CHEMPROT 任务)[103],2013 年 SensEval 评测大会发布了药物与药物相互作用关系抽取的子任务(DDI-2013)[63],实际上在生物医学实体领域关系抽取中,化学物与蛋白质相互作用,药物与药物相互作用,是独立的任务,但实质上,这两项任务无论是从药理学上,还是从信息抽取上都是密不可分的。因此,构建具有泛化能力的生物医学实体间相互作用架构,也是 Biocreative VI 组织者所提倡的。

到目前为止,许多研究已经开展了化学物和蛋白质之间的关系抽取。这些研究大多是基于传统的机器学习或神经网络。传统的机器学习方法[104,105,106],通过人工设计特征选择合适的分类器进行训练和预测。Warikoo 等人[107]通过整合语言学模式与平滑的部分树核来抽取化学物蛋白质间相互作用,F1 值的结果为 36.54%。Lung 等人[108]设计了一个带有简单特征和复杂特征的联合模型来预测多类别的 CPI,在传统机器学习方法的系统中性能最优,获得了 56.71% 的 F1 值。与传统的机器学习框架相比,深度学习方法嵌入了所有的计算,不需要人工提取特征,它可以克服传统机器学习的缺点。

深度神经网络可以用来解决生物医学自然语言处理的难题,包括化学物与蛋白质间抽取、药物与药物相互作用抽取。Zhao 等人[109]把整合了句法依存图的句子序列作为输入,采用 BiGRU 结合 GCN 进行编码的方式用于抽取药物与药物间的相互作用。Sun 等人[110]使用双向长短期记忆网络学习隐藏的语义和句法特征,预测 CPI 的结果在 CHEMPROT 语料库上达到了 65.56% 的 F1 值。Mehryary 等人[111]将支持向量机和长短期记忆网络结合起来抽取化学物与蛋白质的相互作用,当时取得了 60.99% 的 F1 分数。Arnold 等人[112]使用图注意力网络来学习药物分子图中的子结构表示,提高了模型对 DDI 的预测性能。自从预训练的语言模型的问世,人们试图通过预训练语言模型提高其在生物医学信息抽取中的性能。Choiet 等人[56]用 BERT 对输入序列进行编码,并用深度神经网络重新训练,其结果达到了当时最先进的性能,F1 分数为 78.83%。Sun 等人[113]提出了一种基于 BERT 的注意力机制的胶囊网络,以捕捉输入标记的长距离依存关系和双向的上下文信息,以及胶囊网络的权重,该模型预测 CPI 的性能得到了提高。

尽管在 CPI 抽取方面已经提出了很多方法并取得了进展,但仍然存在一些缺点。首先,大多数现有的深度学习模型不能建模化学物和蛋白质之间的长距离依赖关系。在 CHEMPROT 语料库中,超过 27% 的目标实体对在单词分割后的距离大于 20。其次,随着神经网络层数的增加,神经网络的训练是不稳定的,导致梯度消失的现象,这并不能明显提高性能。

为了解决上述问题,本章提出了一种通用框架,基于生物医学知识的归一化网络识别生物医学实体相互作用关系。首先,通过预训练的语言模型获取上下文表示,并使用注意机制来揭示不同单词对实体关系和潜在语义信息的贡献程度。其次,通过结合归一化方法的双向门控循环单元(BiG-RU)网络用以捕获全局深度语义表示,解决高阶依赖关系的同时克服网络退化问题,并通过残差连接增强语义表示。第三步,引入生物医学实体的结构特征来进一步增强表示。实验结果表明,本章的方法提高了整体性能,并且基于生物医学知识的归一化网络模型可用作生物实验的有用补充。

3.2 方法描述

在这一节中,首先介绍生物医学实体相互作用关系抽取的问题定义,然后介绍所提出的基于生物医学知识的归一化网络模型框架。

3.2.1 问题定义

本章所提出模型的目标即为识别文本中的生物医学实体关系并对其类型进行分类,因此,该任务可以视为多分类问题。给定一个词级的输入序列 $s = \{w_1, w_2, \cdots, w_n\}$,其中 w_i 为句子中的第 i 个词,n 是句子的序列长度。生物医学实体之间相互作用抽取的目标是预测出一对医学实体化学物与蛋白质或药物与药物 (e_i, e_j) 的关系类型 r_{ij}。其中 e_i 表示第一个实体,e_j 表示第二个实体,$i, j \in \{1, 2, 3, \cdots, n\}$,$r_{ij} \in R$,$R$ 是生物医学实体相互作用的关系类型集合。

3.2.2 模型架构

在自然语言处理的各种任务中,词以及词的相关特征的向量化表示为当前最为主流的输入形式;同时,生物医学实体的结构特征等生物医学关联信息有助于实体关系抽取。本章通过沿用现有方法,除依赖于原始文本的语义、语法信息等语言学特征外,充分考虑药物分子结构表征以及蛋白质序列特征来增强表示。本章提出一种基于生物医学知识的多层堆叠的 BiG-RU 归一化网络模型,考虑两个重要方面:多层叠加残差学习和整合生物医学实体的结构表示。完整的模型开发和验证由三个步骤组成。一个预训练的语言模型首先被用来表示输入序列,通过注意力机制获得不同词对实体关系的贡献度和潜在的语义信息。第二步,由多层堆叠的 BiGRU 归一化网络模块进一步捕获全局深度语义知识,同时解决高阶依赖关系,克服网络退化,通过残差连接增强语义表示。最后,引入生物医学实体的结构特征来进一步增强语义表示。在下文中,将所提出的生物医学实体关系抽取框架进行详细阐述。模型架构如图 3-1 所示。

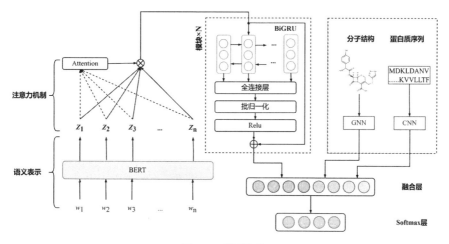

图 3-1　模型架构

1. 输入表示层

预训练的语义表征向量是自然语言处理任务的一个重要方面,特别是在深度学习模型中,由词向量所构成的表征向量会对模型性能有很大影响。高质量的表示模型在上下文中学习,提供丰富的词汇和句法信息以及丰富的语义表示,更好地解决生物医学实体的多类别关系问题。本章所提出的框架建立在 SciBERT[87] 模型基础上,生成高质量的上下文表示。SciBERT 是一个在医学和计算机科学文章上预训练的语言表示模型,它由一个多层双向的 Transformer 编码器组成。对于输入序列中的第 i 个词,得到上下文表示 o_i。

2. 注意力机制

众所周知,从目前 NLP 领域的方法来看,注意力机制能够发现整个语境的重要部分[114,115]。注意力机制认为,当神经网络对大量的数据信息进行挖掘时,可以把精神集中于关联的事物上,处理关键信息,减少其他信息的计算消耗,加快神经网络的收敛。在不同的注意力机制中,注意力向量可以根据模型上层的输出、模型结构中的其他隐藏层输出或外部信息来构建。在本章中,一个自注意机制(self-attention)[116]被用来捕获生物医学实体相关语料的重要部分,以便更好地检测关系类型。自注意机制使用 SciBERT 输出向量 $o = \{o_1, o_2, \cdots, o_L\}$ 表示作为输入,L 是序列长度。其定义如下:

$$u_i = \sum_{j=1}^{L} \frac{\alpha_{ij}}{\sqrt{}} W_v o_j \tag{3.1}$$

$$\alpha_{ij} = \frac{exp(o_j{}^T W_k^T W_q o_i)}{\sum_{j=1}^{L} exp(o_j{}^T W_k^T W_q o_i)} \tag{3.2}$$

$$v_i = [u_i^1; u_i^2; \cdots; u_i^m] W_o \tag{3.3}$$

其中 $[;\cdots;]$ 是连接操作运算符,W_q、W_k、W_v 和 W_o 是学习到的参数矩阵,$\frac{1}{\sqrt{}}$ 是一个比例因子,控制点积的大小,α_{ij} 是生成的注意力权值,注意力操作执行了 m 次,将学习的 m 个子空间信息再次连接在一起进行投影操作,得到最终的第 i 个词特征表示 v_i。该序列表示为 $v = \{v_1, v_2, \cdots, v_L\}$。本章用生成的表示 v 输入到归一化网络层。

3. 归一化网络层

多层 BiGRU 堆叠有助于解决高阶依赖关系。长距离依赖往往产生高阶非线性依赖以至于需要更深的网络来解决。然而,网络深度的增加可能导致网络退化和梯度消失现象,归一化方法可以有效稳定神经网络的训练,避免梯度消失。受 ResNet[117,118,119] 的启发,本章将利用多层堆叠的残差网络进行稳定分布,使得模型更容易学习有效模式,克服网络退化问题,提高分类性能。残差网络包含 BiGRU 层、全连接层、归一化层和激活函数 ReLU。一个堆叠的残差网络中,在 ReLU 之后,前一个模块层的输出与当前模块层的输出相加,其结果作为下一个模块 BiGRU 层的输入。因此,本章构建了一个具有堆叠的结合归一化方法的 BiGRU 残差网络模型用于生物医学实体间相互作用抽取。

(1)BiGRU 层

门控循环单元可以被视为 LSTM 的一个变种,它继承了 LSTM 的优点(能学习长距离的依赖信息)同时没有 LSTM 结构复杂,因为它用一个更新门来取代输入门和遗忘门的工作,也就是说需要保留多少历史状态信息,需要接受多少候选状态信息都用更新门来解决。在本章的研究中,BiGRU

网络被用来从后向和前向状态中学习特征，也就是说，当前时刻的输出是由两个反向的 GRU 处理输入所联合决定的。在时刻 t，前向 GRU 的更新方程计算如下：

$$u_t = \sigma(W_{hu} h_{t-1} + W_{xu} v_t + b_u) \tag{3.4}$$

$$r_t = \sigma(W_{hr} h_{t-1} + W_{xr} v_t + b_r) \tag{3.5}$$

$$\tilde{h}_t = tanh(W_{hh}(r_t \odot h_{t-1}) + W_{xh} v_t + b_h) \tag{3.6}$$

$$\overrightarrow{h_t} = (1 - u_t) \odot h_{t-1} + u_t \odot \tilde{h}_t \tag{3.7}$$

其中 u_t 是更新门，r_t 是重置门，v_t 是 GRU 的输入序列；σ 是 sigmoid 激活函数；W_{hu}、W_{xu}、W_{hr}、W_{xr}、W_{hh} 和 W_{xh} 是学习权重，b_u、b_r 和 b_h 是偏置项；$\odot$ 表示相应的元素乘法。$\tilde{h}_t$ 是候选状态，$\overrightarrow{h_t}$ 是前向 GRU 当前时刻 t 的隐藏状态。与前向过程类似，$\overleftarrow{h_t}$ 表示后向 GRU 的输出。然后前向和后向 GRU 连接输出为 $h_t = [\overrightarrow{h_t}; \overleftarrow{h_t}]$。在本章中，为获取医学实体对的全局语义信息，采用 BiGRU 对输入进行局部到全局编码，并作为后续部分的输入，为后续处理提供重要线索。

（2）归一化方法

归一化层通常放在全连接层的仿生变换和激活函数之间。归一化方法使用训练数据的均值和标准差来归一化每个求和的输入。将每批数据归一化为具有可学习参数的正态分布，可以减少数据分布的偏差，从而避免了梯度消失，加快收敛速度。目前主要的归一化方法有批量归一化[120,121]、层归一化[122,123]、实例归一化[124,125] 和组归一化[126,127] 等。在本章，实例归一化方法被用于归一化层。对于当前的残差网络，上一层的输出与本层计算的输出相连接，作为下一层的输入，如下公式所示。

$$x = W_f h^{n_t} + b_f \tag{3.8}$$

$$e^{n_t} = \varphi(\text{IN}(x)) \tag{3.9}$$

$$h^{n_{t+1}} = e^{n_t} + h^{n_t} \tag{3.10}$$

其中 W_f 为学习权重，b_f 为偏置项，IN 表示实例归一化的操作符号，$\varphi(\bullet)$ 为 ReLU 激活函数。e^{n_t} 是使用实例归一化的全连接的当前堆叠层的输出。经过 N 层的堆叠，得到最终的句子表示 e^{sent}。

4. 生物医学知识表示

由于大多数化学物和蛋白质名称复杂性较高，不利于一般神经网络的学习，对语义的理解是不够的。而生物医学实体结构的表征能够保留生物医学信息,因此,需要与生物医学相关的领域知识来进一步描述实体,使神经网络能够增强对化学物和蛋白质名称的理解,从而提高话语理解力。本章将引入外部资源来增强语义,利用外部资源 DrugBank 提供的药物分子结构和蛋白质序列特征等生物相关信息来协助抽取生物医学实体关系。

(1)分子表示

分子表示学习的重点是化学分子的结构特征。因此,有必要获得训练语料库中提到的所有化学物的分子结构。本章使用了 Tsubaki 等人[128]提出的基于图神经网络的分子表示方法,其基本思想是使用化学分子图,通过图神经网络学习将其转换成固定大小的矢量表示。首先将 DrugBank 中分子的 SMILES 字符串编码作为输入,使用 RDKit(http://www.rdkit.org/)将其转换为图结构,即化学分子被表示为一个图,其中顶点是原子,边是化学键。接下来,利用图神经网络得到 r-半径子图的低维实值向量表示,其中 r-半径子图被用来表示图中的原子及其上下文。对于分子中的第 k 个原子向量表示为 g_k,相邻原子的集合定义为 N_k,在时刻 t,g_k 通过下面的公式获得:

$$g_k^t = g_k^{t-1} + \sum_{j \in N_k} f(W_{\text{hidden}}^{t-1} g_j^{t-1} + b_{\text{hidden}}^{t-1}) \tag{3.11}$$

其中 W_* 是权重矩阵,b_* 是偏移矢量。f 是 ReLU 激活函数。接下来,所有的原子向量相加,通过另一个学习的权重矩阵 W_{output} 得到最终的药物分子向量,如下所示:

$$e^{mol} = f(W_{output} \sum_{k}^{M} g_k^t + b_{output}) \tag{3.12}$$

其中 M 是原子的数量,得到化学物的分子结构表示 e^{mol}。

(2)蛋白质序列表示

由于受体、酶、离子通道和转运体等作用目标基本上都是蛋白质,所以关注蛋白质序列表示法对药物目标的关系抽取有一定的帮助。首先,获取训练语料中提到的所有蛋白质的氨基酸序列。采用 Tsubaki 等人[128]提出的基于卷积神经网络的蛋白质序列表示。其基本思想在于将蛋白质序列的 n-gram 重叠氨基酸子序列的随机向量表示作为输入,通过卷积神经网络获得蛋白质序列的低维实值向量表示。对于一个给定的蛋白质序列 $s = s_1$, $s_2, \cdots s_m$,其中 s_k 是第 k 个词,m 是序列的长度。使用随机初始化来获得序列 $X_1, X_2, \cdots, X_m$ 的初始化向量表示,$X_k \in R^d$。接下来,n 个连续的嵌入表示被串联起来,形成序列 $[X_1; X_2; X_3], [X_2; X_3; X_4], \cdots, [X_{m-2}; X_{m-1};$

X_m]，$n=3$。序列被输入卷积神经网络，在 t 时刻，得到隐层向量 c_k^t，公式如下：

$$c_k^t = f(W_{conv} c_k^{t-1} + b_{conv}) \tag{3.13}$$

其中 f 是 ReLU 激活函数。W_{conv} 和 b_{conv} 是权重矩阵和偏置向量。在 t 时刻的隐层向量集 $C = \langle c_1^t, c_2^t, \cdots c_{|c|}^t \rangle$ 是由多个滤波函数得到的，以分层的方式应用，最后通过对向量的平均化得到蛋白质序列表示，公式如下：

$$e^{pro} = \frac{1}{|C|} \sum_{k=1}^{|C|} c_k^t \tag{3.14}$$

这里 $|C|$ 表示滤波函数的数量。这样，就得到了提及的蛋白质序列表示 e^{pro}。

5. 融合分类

在融合层中，句子表示和外部知识表示连接起来作为融合表示 $e = [e^{sent}; e^{mol}; e^{pro}]$，其中 [；] 表示串联。为了从这些特征中获得对生物医学实体相互作用类型的更准确预测，本章将生物医学实体相互作用识别作为一个多分类任务，并采用交叉熵作为损失函数。用 softmax 函数来计算可能的相互作用 p 属于关系类型的概率。

$$p = \text{softmax}(W_s e + b_s) \tag{3.15}$$

其中 W_s 和 b_s 是学习的参数。

3.3　实验与分析

在本节中，对提出模型的性能进行评估，通过消融实验评价了不同特征对于相互作用关系判别的有效性，同时通过与其他基线方法进行对比，分析和验证本章方法的有效性。

3.3.1　实验设置和数据集

本小节在 CHEMPROT 语料库进行了详细实验，并在 DDI 2013 语料库上进行实验评估。CHEMPROT 任务和 DDI 2013 任务详见第 2 章中 2.1.1 小节和 2.1.2 小节。本章采用以往工作中[110]的文本预处理方式，对于实体关系的抽取仅限于同一语句中,由于语料中化学物/药物和蛋白质名称的复杂性,在本章中,用"@entity1♯"和"@entity2♯"来替换文本中的两个目标实体,用"entityother"来替换文本中与当前实体对关系判断无关的实体。

关于实验设置,在本章实验中,使用 PyTorch(https://pytorch.org/)框架来实现所提出的模型。模型的参数通过开发集调优,测试集用于模型评估。对于化学分子和蛋白质序列向量,如果它们与实体不匹配,将向量设置为零向量。句子大小被填充或裁剪为固定的 128 个字的长度;化学分子向量的维度为 50,而蛋白质向量的维度与分子向量相同;丢弃率设置为0.1;BiGRU 的隐层单元设置为 768。模型选择 mini-batch 大小为 32;参数更新采用 Adam 方法。

3.3.2　模型比较

本节中构建了多种基线方法如下所示,目的是对生物医学实体关系抽取任务的性能公平衡量。

(1)Lung 等人[108]使用构建化学物-蛋白质-关系(CPR)三元组,通过化学物和蛋白质名称,以及描述三元组关系的交互词构成输入,用于多个机器学习模型提取一组不同的特征,实现药物蛋白质相互作用关系抽取。

(2)BERT-Att-Capsule[113]:该方法基于 BERT 获取上下文信息,通过胶囊网络识别复杂交错特征,应用多头注意力引导模型学习获取不同贡献权重,进而实现化学物蛋白质的相互作用关系识别。

(3)NCBI BERT(Peng 等人)[129]:一种生物医学领域的预训练模型。

(4)Wang 等人[47]:一个复合模型,应用 BiLSTM 捕捉上下文信息,GCN 层用于整合依赖性信息。

(5)Sun 等人[130]:该方法基于 BERT 模型,通过高斯概率分布和外部生物医学知识进行关系抽取任务。

(6)FBK-irst[131]:一种具有多阶段混合内核的支持向量机模型。

(7)CNN[132]:使用词嵌入和位置嵌入构成的矩阵表示作为输入的模型。

(8)ΛTT-BiLSTM[133]:该方法为基于注意力的双向长短期记忆网络模型,使用词嵌入、位置嵌入和词性嵌入作为输入,并将注意力机制应用于词嵌入。

（9）Asada 等人[134] 采用 SciBERT 学习上下文信息，并利用外部药物描述和分子结构进行药物间的相互作用抽取。

为了进一步验证本章所提出的生物医学实体关系抽取方法的有效性，与基线识别方法进行比较，在 CHEMPROT 数据集和 DDI-2013 数据集进行测试，其中基线方法（1）～（5）适用于 CHEMPROT 数据集，（5）～（9）适用于 DDI-2013 数据集，其中（5）为通用模型，比较结果如表 3-1 和表 3-2 所示。

表 3-1　在 CHEMPROT 测试集上的比较结果

模型	P(%)	R(%)	F1(%)
Lung[108]	63.52	51.21	56.71
Wang[47]	63.79	66.62	65.17
NCBI BERT[129]	74.50	70.60	72.50
BERT-Att-Capsule[113]	77.78	71.86	74.70
Sun 等人[130]	77.08	76.06	76.56
ours	77.47	82.73	80.01

由实验结果可见，本章所提出的模型在 CHEMPROT 语料上较好地完成了化学物-蛋白质相互作用关系抽取任务，在准确率上和召回率上均有明显提高。通过与其他方法的比较结果可以看出，首先，对于所有的评价指标，Lung 等人[108] 的模型主要是基于工程特征集的。基于特征工程的方法在设计特征时，要视具体场景或语料库而定，需要贴合数据分布才能有效地提高模型性能，这种方法不能获得足够的语义信息，因此基于特征工程的方法通常存在瓶颈难以提高性能。而深度学习的多层表征特征学习形式，有助于化学物-蛋白质相互作用关系抽取。其次，与 Wang 等人[47] 提出的模型相比，基于 BERT 的模型取得了足够高的精确率和召回率，性能的提高可能是由于 BERT 对长距离关系中的上下文敏感性。再次，BERT-Att-Capsule[113] 模型比没有注意机制的 NCBI BERT[129] 模型显示出更高的结果，表明注意力机制对 CPI 抽取性能的影响；并且 BERT-Att-Capsule[113] 在精度上高于本章所提出的模型，其原因可能是胶囊网络使用复杂交错的特征，所以在精度上高于其他模型。另外，Sun 等人[130] 基于外部资源的模型性能略高于 BERT-Att-Capsule 模型，主要是召回率明显提高，说明引入

外部资源可以增强表示,有效识别关系类别。最后,相比其他方法,本章提供的模型取得了最好的性能,比 Sun 等人提出的模型在 F1 值上提高了3.45％。这要归功于模型中叠加了 BiGRU 和归一化层。不仅如此,模型还利用了化学物和蛋白质本身结构特征,使得其能够从生物学角度的实用性来观察,增加了异质性信息理解,丰富了语义信息。

表 3-2　在 DDI-2013 测试集上的比较结果

模型	P(％)	R(％)	F1(％)
FBK-irst[131]	64.60	65.60	65.10
CNN[132]	75.70	64.70	69.80
ATT-BiLSTM[133]	78.40	76.20	77.30
Sun 等人[130]	83.42	80.69	82.04
Asada 等人[134]	85.36	82.83	84.08
ours	84.82	85.09	84.96

本小节在 DDI-2013 任务语料集上进行了实验,验证模型的泛化能力。由实验结果发现,模型对所有数据集都显示了出色的性能(F1 值最高),具有较好的泛化性能和预测能力。基于神经网络的方法明显优于传统的机器学习方法,这说明基于特征工程的方法所设计的特征需要贴合实体关系类型的数据分布,这限制了模型的泛化能力,而深度学习方法能够独立学习关键特征,这一优势能适用于不同领域的生物医学实体关系检测。此外,由实验结果还可以看出,生物学知识和归一化的引入使得模型具有较好的关系识别效果。

3.3.3　不同组成部分对模型性能的影响

本小节在 CHEMPROT 任务中,设计不同的子模型来验证本章提出的模型有效性,其中 Bert-only 表示只应用从预训练的模型中获得的上下文表示,符号"＋"表示添加相应的组成部分,Mol 表示生物医学知识特征,Attention 表示注意力机制,BiGRU 表示双向门控循环单元网络,Normalization 表示归一化方法,ALL 表示所提出模型 SIMEON,即为＋Attention＋

BiGRU＋Normalization＋Mol,其结果如表 3-3 所示。

表 3-3　不同组件在 CHEMPROT 上的有效性

模型	P(%)	R(%)	F1(%)
Bert-only	74.60	77.60	76.07
＋ Attention	74.45	80.44	77.33
＋ Mol	76.17	79.82	77.95
＋ BiGRU＋ Normalization	76.65	82.51	79.47
＋ Attention ＋ BiGRU＋ Normalization	76.10	81.98	78.93
＋ BiGRU＋ Normalization ＋ Mol	77.52	81.15	79.29
ALL	77.47	82.73	80.01

从表 3-3 可以看出,结果验证了本章方法结构的合理性,本章所提出的方法使用这些模型组件具有更好的性能。自注意力机制的应用使得 F1 值提高了 1.26%,这表明自注意力机制能够有效地定位医学实体关系的关键指示,有效地挖掘出医学实体之间的深层关系。充分利用分子结构和蛋白质序列表示法,与单纯的应用 BERT 相比,F1 值增加了 1.88%。分子结构和蛋白质序列表示可以增加异质性信息理解,丰富语义信息。在生物医学实体关系抽取中,两个具有相似结构的分子在相互作用中也具有潜在的联系。例如,实体 A 与实体 B 相互作用,而实体 C 的结构与实体 A 相似,它与实体 B 有潜在的关系,从而能够为模型判别提供补充信息。堆叠的 BiGRU 和归一化方法相比于 Bert-only,F1 值增加了 3.4%。在此基础上,又整合了自注意力机制和分子结构表示法,F1 值分别增加了 2.86% 和 3.22%,与堆叠的 BiGRU 和归一化方法相比,有轻微的下降。在整合自注意力机制的归一化 BiGRU 网络的基础上,生物医学知识特征的引入,结果与之相比,精确度、召回率和 F1 值分别提高了 1.37%、0.75% 和 1.08%,与单纯的应用 BERT 相比,F1 值显著增加了 3.94%。这些结果表明,单独使用模型组件不能与联合使用竞争,组件之间的互补有助于 CPI 的抽取。

3.3.4　不同归一化方法对模型性能的影响

本章中所使用的归一化方法与其他能够用于多层 BiGRU 的归一化方

法进行了对比,比较的结果如图 3-2、表 3-4、表 3-5 所示。

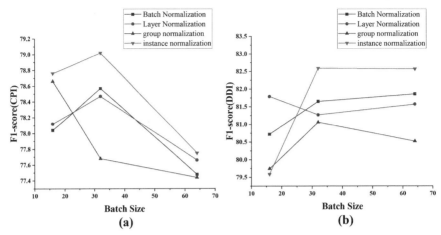

图 3-2 不同归一化方法的性能比较。Batch Normalization:
批归一化;Layer Normalization:层归一化;GroupNormalization:
组归一化;Instance Normalization 实例归一化

(a)是不同归一化方法在 CHEMPROT 语料库(CPI 抽取)上的比较结果;

(b)是不同归一化方法在 DDI Extraction 2013 语料库(DDI 抽取)上的比较结果

表 3-4　不同归一化方法在 CHEMPROT 上不同 batchsize 上的有效性

方法	16			32			64		
	P(%)	R(%)	F1(%)	P(%)	R(%)	F1(%)	P(%)	R(%)	F1(%)
批归一化	76.36	79.80	78.04	75.80	81.56	78.57	73.83	81.51	77.48
层归一化	76.54	79.77	78.12	76.55	80.49	78.47	73.71	82.05	77.66
组归一化	76.81	80.60	78.66	75.91	79.53	77.68	73.54	81.78	77.44
实例归一化	77.49	80.06	78.76	77.85	80.23	79.02	74.28	81.56	77.75

表 3-5　不同归一化方法在 DDI-2013 上不同 batchsize 上的有效性

方法	16			32			64		
	P(%)	R(%)	F1(%)	P(%)	R(%)	F1(%)	P(%)	R(%)	F1(%)
批归一化	81.48	79.98	80.72	82.19	81.10	81.65	81.90	81.82	81.86
层归一化	82.38	81.21	81.79	80.54	82.02	81.27	80.64	82.53	81.57

续表

方法	16			32			64		
	P(%)	R(%)	F1(%)	P(%)	R(%)	F1(%)	P(%)	R(%)	F1(%)
组归一化	79.29	80.18	79.74	81.44	80.69	81.06	79.56	81.51	80.52
实例归一化	80.12	79.06	79.59	82.45	82.73	82.59	82.14	83.01	82.57

从实验结果中可以看出,使用实例归一化的结果在模型性能的提升上取得了最好的结果。归一化技术稳定了前一层的分布,不随批处理的变化而剧烈变化,使后一层能够学习有效的模式。从图 3-2 可以看出,实例归一化可以更有效地应对 CPI 和 DDI 的抽取任务。然而,批归一化的性能却削弱了,其原因可能是批归一化的操作方向是对每个句子的第一个词进行操作。但在现实中,语言文本的复杂性非常高,任何一个词都可能被放在初始位置,虽然词序可能不会影响人们对句子的理解,但批归一化是对每个位置进行缩放,因此可能不适用于自然语言处理任务。此外,层归一化会对整个特征进行缩放,如果特征的大小不同,会产生很大的影响,但批归一化没有这种影响。组归一化与层归一化类似,它是以组为单位对句子中的某一行进行缩放,也有上述的相同问题。从实验结果可以看出,与批归一化相比,层归一化和组归一化的整体性能有所下降。实例归一化是基于单个实例的,它可以在保持实例间独立性的同时加速模型的收敛,不受特征量纲的影响,也有较强的稳定性。因此,在归一化方法上,模型组件中采用实例归一化。

除此之外,本节对所提出的模型在不同堆叠层数下进行了评估,如表 3-6 所示,其中 IN 是实例归一化。$+(BiGRU+IN)^n$ 表示 BiGRU 和实例归一化的 n 层堆叠。

表 3-6　不同归一化方法在 CHEMPROT 上的有效性

堆叠方法	P(%)	R(%)	F1(%)
$+(BiGRU+IN)^1$	74.45	82.15	78.11
$+(BiGRU+IN)^2$	76.65	82.51	79.47
$+(BiGRU+IN)^3$	77.03	79.42	78.21
$+(BiGRU+IN)^4$	76.92	80.55	78.69
$+(BiGRU+IN)^5$	75.69	80.81	78.17

表 3-6 列出了模型在不同堆叠层数下的结果。从表中可以看出,该模型在 2 层堆叠的情况下结构上是最稳定的,并且实现了最佳性能。多层 BiGRU 堆叠有助于解决高阶依赖关系,而长距离的依赖关系往往会产生高阶非线性依赖关系,需要更深的网络来解决,但是更深的网络会导致网络退化和梯度消失。归一化将每批数据归一到具有可学习参数的正态分布,这样可以减少数据分布的偏差。因此,在使用多层残差网络结构的同时,在每一层引入归一化方法,能够克服网络退化和梯度消失现象,稳定神经网络的训练。实验结果表明,当叠加层数为 2 时,性能最好,召回率大大提高,叠加 BiGRU 归一化的残差网络可以进一步提高模型性能。

3.4　本章小结

本章面向生物医学实体关系抽取,提出了一种基于归一化网络并结合生物医学知识的模型,以提高生物医学实体相互作用关系的抽取性能。首先,采用预训练的 BERT 模型为语句中每个标记生成高质量的深度上下文相关的词嵌入;其次,引入注意机制来揭示不同单词对实体关系和潜在语义信息的贡献程度(如实体关系中触发词明显要比非触发词更能体现实体间的语义关系);再次,通过多层堆叠双向门控循环单元(BiGRU)归一化网络用以捕获全局深度多层语义表示,解决高阶依赖关系的同时克服网络退化问题,稳定神经网络训练,并通过残差连接增强语义表示;最后,引入生物医学实体的结构特征来进一步增强表示。在不同规模数据集上,结合不同归一化方法进行实验,验证该模型在小规模数据集上具有较好的泛化性能与预测能力。

第4章 基于语义增强与错误检测机制的生物医学事件抽取方法

4.1 引言

    PubMed 是世界上规模最大、应用最广泛的电子医学文献资源之一。进入 20 世纪,网络开始在全球普及,从 2004 年开始 PubMed 每年都以 5 倍的速度增长[135]。面对非结构化文献的快速增长,研究人员感兴趣的主题数量将超过他们阅读和审查相关文章的能力。尽管生物医学领域中存在许多用于命名实体识别和关系抽取的工具或方法,但这种简单的方法已经不能满足研究者的需要。相反,在临床和生物医学研究中,经常遇到多种事件数据,从生物医学文献中抽取对生物医学事件及其描述的理解是非常有必要的。生物医学事件是一个分子相互作用的生物过程,准确有效地抽取复杂的生物医学事件的语义和角色信息是一个巨大的挑战。因此,从大量生物医学文本中自动抽取生物医学事件越来越受到相关领域研究者们的关注。生物医学事件的早期检测是一个简单的过程,抽取实体之间二元关系,例如药物之间的相互作用、蛋白质之间的相互作用,以及基因与疾病之间的关系。然而,这些简单的关系不足以表达现实世界中经常遇到的复杂关系。因此,一系列题为 BioNLP-ST 的任务由 BioNLP 兴趣小组于 2009 年开始制定。这些任务的目标是从生物医学文本中抽取丰富、复杂、结构化的生物过程关系,例如 GENIA 任务,任务所关注的是动态生物过程,涉及位置的变化或实体之间的相互作用,例如基因、细胞和一些化学物质。

    在 GENIA 任务里,标注语料样本有限并且存在不平衡现象,不能有效地训练模型,可能会导致系统性能受限。然而,手动构建注释语料是一项时间和劳动力密集型的任务。为了解决这个问题,一个可行的解决方案是使用大规模的无标签语料,因为这种无标签的数据总是更容易获得。如早期的半监督学习,利用无标签数据丰富标记样本从而提高模型性能,半监督方法虽然有其优势,但随着训练次数的增加,数据中的噪声也在增加,分类性能也在下降,这就需要一种更有效的方法来解决这个问题。随着神经网络在自然语言处理领域的成功,深度神经网络模型经常被用来生成高层次的语义向量和分类。

本章提出一种基于语义增强与错误检测机制的生物医学事件抽取方法(Error Detection Pair Representation,EDPR)来解决上述问题。首先,SVM 用于小样本数据集训练,对生物医学事件类别进行预测。以开发集语料为基础,通过预测结果集与标注结果集比对分析,构建错误标记样本集。其次,按事件类别进行划分,基于触发词论元对新的路径信息扩展样本表示,在 CNN 与 LSTM 的融合框架(C-LSTM)下,获取对向量。针对触发词蛋白质对之间存在多条路径,引入频繁模式作为权重,进行加权平均得到最终的对向量,用以增强错误样本的语义表示。为解决训练集中存在的小样本问题,模型采用自训练学习模式,在迭代学习的样本数量扩充过程中,经语义相似度检测识别错误样本,进行噪声样本的过滤以获得精确的训练样本;使用已标记的源域数据和噪声过滤后带伪标签的目标域数据进行迭代训练,直至满足终止条件。

4.2 方法描述

在本节中,将对本章所提出的基于语义增强与错误检测机制的生物医学事件抽取方法进行描述。如图 4-1 所示。

主要包含四个阶段:

(1)初始 SVM 分类器训练。

(2)C-LSTM 网络模型训练,获取对(触发词,论元)向量。

(3)错误标记样本集构建。基于初始 SVM 分类器,开发集验证识别错误样本;结合序列频繁模式,增强错误样本对的语义表示。

(4)采用自训练学习模式。经语义相似度检测识别错误样本,过滤后样本扩充至训练语料,迭代训练,直至满足最大次数。

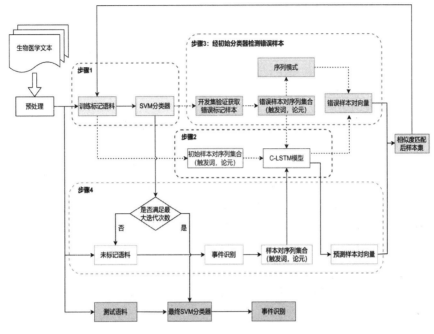

图 4-1 方法流程框架图

4.2.1 文本预处理

文本预处理的目的是"规范化"文本。通过分词、句子分割、词性标注和依存路径解析等对标记的训练数据进行分析处理。本节方法构建的特征如下：

（1）候选实体特征。包括基本特征，如词干、词性（POS）和 n 元特征（$n=2,3,4$）。同时，给出了候选实体周围邻域的基本特征。

（2）论元特征包括基本特征、论元周围的语境特征。（实体，论元）对特征包括候选实体和论元之间的基本特征、最短依存路径特征。最短路径上候选实体和论元之间的 E-walk（依存类型，标记，依存类型）和 V-walk（标记，依存类型，标记）特征，其中标记是词干和词性标记，依存类型表示两个节点之间的依赖关系。E-walk 可以得到一个节点与之相邻的直接关系；V-walk 包含相邻节点之间的句法和语义关系。最短依存路径特征在事件抽取中，对于事件类型的区分具有重要的作用。文本预处理作为事件抽取任务的第一步，是为后续任务的基础。

4.2.2 相关定义

在初始的标记数据集中,包含 k 个已知事件类型以及 n 个样本,定义为 $D_L = \{x_i\}_{i=1}^{n}$,其中 $y_i = j, j \in \{0, 1, \cdots, k\}$ 为样本 x_i 的类别标签,事件类型为 j。初始标记数据集包含训练集定义为 D_{train},$D_{train} \subset D_L$ 和开发集 D_{dev},$D_{dev} \subset D_L$。未标记数据集定义为 D_U。每一个样本 x_i 代表的是一个(触发词,论元)对,触发词和论元来源于同一语句中。定义线性基分类器为 F,由给定的标记数据集 D_L 进行分类模型训练得到。将分类器 F 用于 D_U 获取数据样本标记。通过自训练的方法,选取合适的数据样本使得标记数据集数量加深,从而提高分类模型的泛化能力。设置最大迭代次数,直至满足条件为止。

4.2.3 基于语义相似度的错误样本检测

在自训练学习过程中,获取标记的数据样本被扩充至训练集,由于存在被基分类器错误分类的数据样本,进而导致标记训练集质量降低,影响分类性能。为了降低噪声样本带来的影响,控制噪声训练样本数量的增加,本章提出一种基于语义相似度的错误检测机制来识别噪声样本,以获得精确的训练样本,目的是保证预测事件的可信度和完整性。首先基于 SVM 分类模型构建一个错误标记的数据集,从错误标记数据集中生成序列模式。再利用 C-LSTM 模型获取样本对的语义表示,经序列模式加权增强语义。再根据语义相似度的计算,构建预测样本对与错误标记样本对匹配标准,设定相似度阈值,经过滤后,扩充至样本训练集,降低训练样本噪声率。图 4-2 描绘了基于语义相似度的错误样本检测过程。

1. SVM 模型训练

本章采用基于 SVM 模型对生物医学事件进行抽取,利用训练标记数据得到分类器。主要包含以下四个步骤:

(1)构建触发词词典。基于已标记的 GENIA 语料来构建触发词词典。

(2)候选样本对(触发词,论元)的构建。事件中论元的构成可以为蛋白质,也可以为其他事件,即为另一个事件的触发词,若该样本对无标记,则为负样本,反之为正样本。

(3)简单事件抽取。基于候选样本对采用支持向量机构建模型。

(4)复杂事件抽取。基于简单事件,进一步分配第二论元,或 Cause 论元,采用支持向量机构建模型。

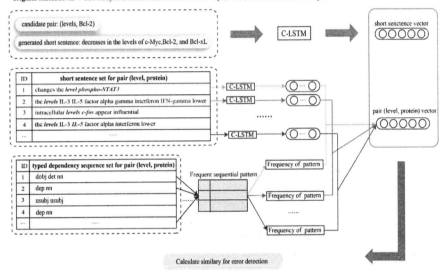

图 4-2　错误样本检测过程

2. 错误标记样本集构建

通过构建错误标记样本集,挖掘错误标记数据样本特征,进而寻找有价值的自动标注样本扩充标记训练集。首先,基于源训练集 D_{train} 进行分类模型训练得到 SVM 分类器为 F_0,对开发集 D_{dev} 中的每一个样本进行预测,得到开发集伪标记结果集 D_{pse}。其次,对伪标记结果集 D_{pse} 中任意样本 x_{pse},其伪标签 y_{pse} 与源开发集 D_{dev} 中相应的金标准标签进行比对,若不相同,则识别该样本 x_{pse} 为错误标记样本。定义错误标记样本集为 D_{mis}。

3. 频繁序列挖掘

本章方法采用 Lu 等人[136]提出的序列模式抽取方法,在频繁序列生成阶段,使用错误标记样本集进行频繁模式抽取。给定一个序列数据库 S,存在序列 s_1,则序列 s_1 的支持度为序列数据库 S 中包含 s_1 的序列个数,设定最小支持度阈值,如果序列 s_1 的支持度大于设定阈值,则称序列 s_1 为序列数据库 S 中的一个频繁序列。本章中从(触发词,论元)对之间的最短依存路径中提取依存类型序列,构建错误标记样本的序列集,定义为 $D_{mis}(s) = \{s_n \mid s_1, s_2, \cdots, s_n\}$。例如,一个依存序列 $s_1 = <amod, prep\_to, prep\_in, nn>$,序列模式生成使用 PrefixSpan[137] 算法实现,最小支持度阈值为 2。表 4-1 展示部分频繁子序列。从表中能够看出,序列 s_3 是 s_2 和 s_4 的子序列,所以的支持度为 3,那么序列 s_3 为序列数据库 S 中的一个频繁序列模式。

表 4-1 部分频繁序列模式

ID	Sequence database	Frequent sequential pattern
s_1	< prep_through, xsubj, nn>	
s_2	<amod, prep_to, prep_in, nn>	<prep_in, nn>
s_3	<prep_in, nn>	<amod, nn>
s_4	< dobj, nsubj, prep_in, nn>	
s_5	<amod, nn>	

4. 基于 C-LSTM 模型的样本对表示

本章提出了一种基于 C-LSTM 模型的样本对向量表示方法。最短依存路径解析是生物医学事件抽取中著名的句法分析方法之一。对向量表示利用了对之间的最短依存路径,可以捕捉到丰富的语义信息。本章通过增加子树来扩展最短依存路径以获得更多信息。以样本对(expression, IRF4)为例,扩展过程如下:

· 样本对所在原语句:*Absence of IRF-4 expression in leukemia cells is not due to promoter alterations.*

· 抽取样本对(expression, IRF4)最短依存路径中的词序列:*expression IRF-4.*

· 经扩展后的词序列:*absence of IRF-4 expression in cells.*

基于依存路径扩展后的词序列可以获得更加丰富的语义信息。对于给定的样本对,扩展后的词序列定义为 $S = <w_1, w_2, \cdots, w_n>$,通过预训练的词向量将序列 S 转化为序列向量 $p = [x_1, x_2, \cdots, x_L]$。在本章中,预训练的词向量采用 Pyysalo 等人[138]于 2013 年发布的词向量 PubMed-and-

PMC-w2v(http://evexdb.org/pmresources/vec-space-models/)。由词级向量构成的序列向量易忽略单词之间的语义关系以及句子本身潜在的特征,通过 C-LSTM 模型,将序列向量 p 作为输入,经网络学习后得到含有更为丰富信息的样本对向量 $\vec{v}_p$。

神经网络模型可以学习强大的特征,在句子和文本建模方面取得了很好的效果。本章采用 CNN 与 LSTM 相结合的 C-LSTM 模型。C-LSTM 模型可以通过卷积层学习短语级的特征,并将其输入 LSTM 以获得句子表示。

(1)卷积神经网络

3-LSTM 模型应用 CNN 来学习更为显著的窗口特征。给定一个候选样本对 (t_i, a_j),经扩展后得到相应的词序列表示 $S = \{w_1, w_2, \cdots, w_n\}$。向量 p 作为 CNN 的输入。定义 $x_i \in R^d$ 为序列 S 中 w_i 对应的 d 维预训练词向量($d = 200$)。那么依存词序列被表示为矩阵形式 $M = [x_1, x_2, \cdots, x_L] \in R^{L \times d}$,其中 L 表示序列的长度。此外,若输入序列的长度小于 L,序列剩余部分将由零向量补充(设置 $L = 30$)。在卷积层,通过卷积滤波器计算特征映射。定义 k 为滤波器滑动窗口大小 $W \in R^{k \times d}$,具有 k 个连续单词的窗口向量可以构成矩阵 $M_{i,i+k-1} = [x_i, x_{i+1}, \cdots, x_{i+k-1}] \in R^{k \times d}$。卷积后得到的特征图 c_i,如公式 4.1 所示:

$$c_i = f(W \cdot M_{i,i+k-1} + b) \tag{4.1}$$

f 是非线性函数,b 是偏置项,激活函数选择 ReLU。这样,通过多个滤波器将每个位置的 k 窗口向量卷积生成特征映射 c。

$$c = [c_1, c_2, \cdots, c_{L-k+1}] \tag{4.2}$$

在卷积层之后,不需要对特征图进行最大池运算来提取最重要的特征,而是将 LSTM 叠加在 CNN 的顶部。LSTM 能够捕捉连续的特征。具有显著特征的序列随后被输入到 LSTM 中,以学习更为完整的语义信息。

(2)长短期记忆网络

长短期记忆网络能够从高阶序列特征中学习到序列更为相关完整的特征。LSTM 是目前受研究者较为青睐的处理文本序列的方法之一。LSTM 通过引入单位状态和门的机制,使得保留更为重要的历史信息。设当前单位为 t,h_{t-1} 为上一个单位的隐层,x_t 为当前单位,i_t 为输入门,f_t 为忘记门,o_t 为输出门,这些门控制当前存储单元和隐藏状态的信息流。LSTM 相关方程如下:

$$i_t = \sigma(W_i \cdot [h_{t-1}, x_t] + b_i) \tag{4.3}$$

$$f_t = \sigma(W_f \cdot [h_{t-1}, x_t] + b_f) \tag{4.4}$$

$$u_t = \tanh(W_q \cdot [h_{t-1}, x_t] + b_q) \tag{4.5}$$

$$o_t = \sigma(W_o \cdot [h_{t-1}, x_t] + b_o) \tag{4.6}$$

$$c_t = f_t \odot c_{t-1} + i_t \odot u_t \tag{4.7}$$

$$h_t = o_t \odot \tanh(c_t) \tag{4.8}$$

其中 $\odot$ 表示元素乘法，通过激活函数 σ 使得门的取值均是 0 到 1 之间的小数。本章中将 LSTM 最后一个时间步的隐态输出作为对向量的表示。

5. 错误检测机制

基于事件类别将错误标记样本集分为 k 个子集合 $D_{mis} = \{DS_{mis}^m\}_{m=1}^k$。给定一个错误标记样本对 $P_{mis\_ij}(t_i, a_j)$，$P_{mis\_ij}(t_i, a_j) \in DS_{mis}^m, m \in k$，若论元为蛋白质，将蛋白质名替换为关键字"protein"。例如，样本对（express，IRF4）表示为（express，protein）。存在错误标记样本对 $P_{mis\_ij}(t_i, a_j)$ 触发词与关键字"protein"之间的扩展词序列不唯一。定义错误标记样本对 $P_{mis\_ij}(t_i, a_j)$ 的扩展词序列集合为 $S_{P_{mis\_ij}} = \{s_{ij}\}_{ij=1}^n$。在给定的错误标记样本对集合中，任意的序列 s_{ij} 都可以通过 C-LSTM 模型得到序列向量 $\vec{v}_{s_{ij}}$。那么错误标记样本对 $P_{mis\_ij}(t_i, a_j)$ 的向量可表示为：

$$\vec{v}_{p_{mis\_ij}} = \frac{\sum_{s_{ij} \in S_{P_{mis\_ij}}} \vec{v}_{s_{ij}} \cdot f_{s_{ij}}}{\sum_{s_{ij} \in S_{P_{mis\_ij}}} f_{s_{ij}}} \tag{4.9}$$

每个在错误标记样本对 $P_{mis\_ij}(t_i, a_j)$ 集合中的序列都有一个权重，通过加权均值计算得到错误标记样本对 $P_{mis\_ij}(t_i, a_j)$ 的向量 $\vec{v}_{p_{mis\_ij}}$。权重可通过包含的频繁序列模式获得，通过频繁模式的引入，进一步增强错误样本的语义表示。定义频繁序列模式集为 FS，$f_{s_{ij}}$ 为序列 s_{ij} 包含频繁序列的数量。例如，序列 $FS_1 = \{amod, prep\_to, nn\}$，$FS_2 = \{amod, nn\}$ 和 $FS_3 = \{prep\_to, nn\}$ 为频繁模式集中的三个序列。给定序列 $s_{ij} = \{amod, prep\_to, prep\_in, nn\}$ 包含有三个频繁模式序列，因此 $f_{s_{ij}} = 3$。对于任意一个预测样本对 $P_{pre\_gh}(t_g, a_h)$，通过 C-LSTM 模型获得序列向量 $\vec{v}_{s_{gh}}$，其中 s_{gh} 为预测样本触发词 t_g 与论元 a_h 之间的扩展词序列。同理，若 a_h 为蛋白质，则该实体用关键字"protein"替换。基于同一事件类别，计算错误标记样本对与预测样本对之间的相似性，公式如下：

$$Sim(P_{pre\_gh}, P_{mis\_ij}) \begin{cases} \cos(\vec{v}_{s_{gh}}, \vec{v}_{p_{mis\_ij}}) & if\, g = i\, and\, h = j \\ 0 & otherwise \end{cases} \tag{4.10}$$

设置阈值 α,如果存在 $Sim(P_{pre\_gh}, P_{mis\_ij}) > \alpha$,则预测样本对为噪声样本。在算法 1 中描述了基于错误标记样本检测的学习过程。

算法 1　错误标记样本检测

---

1. Input:标记源域数据集 D_L , $D_L = D_{train} \bigcup D_{dev}$,无标记样本集 D_U

2. Output:错误标记样本过滤后的 D_L

3. 初始化错误标记样本集 $D_{mis} = \varnothing$

4. 初始化最大迭代次数 $t = 5, M = 300$

5. 构建错误标记样本集 $D_{mis} = \text{Data\_process}()$

6. while(未满足最大迭代次数 t)

7. 由源数据集 D_L 训练得到分类器 F

8. 初始化无标记样本集 D_{batch} , $D_{batch} \in D_U$

9. 经当前分类器 F 获得预测样本集 D_{cand}

10. 通过错误检测机制获得过滤噪声样本后集合
    $D_{certain} = \text{Error\_Detection}(D_{cand}, D_{mis})$

11. 更新 $D_L = D_L + D_{certain}$, $D_U = D_U - D_{batch}$

12. end while

4.3　实验与分析

4.3.1　实验设置

本节测试语料库为 GENIA 2011 和 2013,以支持向量机学习模型"one-vs-rest"的多分类方法作为基分类器。在 GENIA 2011 任务中定义了 9 种事件类型,而在 GENIA 2013 任务中将事件类型扩展至 14 种,由于 GENIA 2013 中新定义的事件类型样本较少,训练效果并不理想,因此本章仅使用 GENIA 2011 中定义的 9 种事件类型进行评估。包含蛋白质注释的未标记语料(bioconcepts2pubtator_offsets.gz)可从 PubTator 网站(ftp://

ftp. ncbi. nlm. nih. gov/pub/lu/PubTator/)中获得。经验设置学习过程的
最大迭代次数为 5 次,每轮迭代样本集扩充 300 篇文章。错误检测机制中
噪声样本过滤的阈值设置为 0.6,满足错误检测标准的样本将自动扩充至
标记样本集中。

4.3.2 实验结果

在本节中,通过对 GENIA 中的测试数据集的评测,验证基于语义增强
与错误检测机制的事件抽取方法的有效性。表 4-2 是模型在 GENIA 2011
测试集上的结果。从表中可以看到,SVT 事件的 F1 值为 73.82%,BIND
事件的 F1 值为 52.10%,REG 事件的 F1 值为 45.19%,整体的 F1 值则达
到了 55.74%。

表 4-2   GENIA 2011 测试结果

事件类别	类型	R(%)	P(%)	F1(%)
	Gene_expression	75.15	83.39	79.06
	Transcription	53.45	70.45	60.78
SVT	*Protein_catabolism*	80.00	80.00	80.00
	Phosphorylation	69.19	86.49	76.53
	Localization	31.41	86.96	46.15
	TOTAL	66.75	82.56	73.82
BIND	Binding	51.73	52.48	52.10
	Regulation	41.82	47.21	44.35
REG	*Positive_regulation*	40.40	52.33	45.60
	Negative_regulation	48.51	41.65	44.82
	TOTAL	42.56	48.16	45.19
	ALL TOTAL	52.08	59.96	55.74

表 4-3 是模型在 GENIA 2013 测试集上的结果。从表中可以看到,
SVT 事件、BIND 事件和 REG 事件的 F1 值分别为 77.04%、42.41% 和
43.91%,整体的 F1 值为 54.45%。

表 4-3 GENIA 2013 测试结果

事件类别	类型	R(%)	P(%)	F1(%)
SVT	*Gene_expression*	81.42	85.71	83.51
	Transcription	49.50	71.43	58.48
	Protein_catabolism	57.14	57.14	57.14
	Phosphorylation	78.75	78.75	78.75
	Localization	27.27	87.10	41.54
	TOTAL	72.00	82.85	77.04
BIND	Binding	40.24	44.82	42.41
REG	*Regulation*	23.61	43.87	30.70
	Positive_regulation	37.52	61.54	46.62
	Negative_regulation	42.40	47.55	44.83
	TOTAL	36.78	54.46	43.91
ALL TOTAL		47.83	63.20	54.45

为了进一步验证本章所提出方法的有效性,与基学习模型性能进行对比分析。分别从基学习模型(Original)、基于自训练的基学习模型(Original-ST)以及本章所提出的事件抽取模型(EDPR)在 GENIA 2011 开发集上进行 BioNLP 任务评测。在自训练的迭代学习过程中,设置 5 次迭代学习,分别从 300、600、900、1200 以及 1500 篇样本文章中训练预测后,选取被标记样本扩充至训练集。如图 4-3 所示,红色曲线为基学习模型在 GENIA 2011 开发集上的性能评估曲线,蓝色曲线和绿色曲线分别为基于自训练的基学习模型以及 EDPR 模型。在迭代学习过程中,绿色曲线和蓝色曲线的 F 值呈现先升后降的趋势,但绿色曲线的 F 值始终高于蓝色曲线的 F 值,说明在相同情况下,EDPR 方法更出色。

表 4-4 提供了 EDPR 和基于自训练的基学习模型在这五次迭代中扩充的样本数。很明显,EDPR 在每次迭代过程中加入的样本量都比 Original-ST 模型少,这也说明了所提出的方法能够有效地去除噪声,取得了更好的分类性能。

在 GENIA 2011 开发集和 GENIA 2013 开发集,再进一步详细分析基学习模型、基于自训练的基学习模型以及 EDPR 模型迭代学习过程,性能达到最优时各个事件类别的抽取结果。如图 4-4 所示，研究发现 EDPR 模型和 Original-ST 模型的各个事件类别的 F1 值均都高于没有自训练过程的基学习模型。

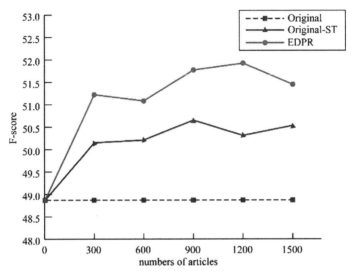

图 4-3　不同模型不同迭代次数性能比较

表 4-4　不同模型样本扩充统计

学习模型　　文章数	0	300	600	900	1200	1500
Original	11419	—	—	—	—	—
Original-ST	11419	13456	15314	17206	19104	21466
EDPR	11419	12705	13882	15069	16266	17366

然而，训练样本集中少类别事件的抽取性能并没有显著的改善。导致这一问题主要有两个因素：(1)学习模型在对少类别事件的抽取方面本身具有较高的准确性；(2)在错误标记样本集中，没有少类别事件的样本。另外，BIND 事件的抽取结果并未达到预期的效果，这可能是由于其特殊性造成的(论元可以是一个，也可以是两个)。错误标记样本集是基于(触发词，论元)对样本构建的，对于包含有两个论元的 BIND 事件，没有进行错误标记样本的识别。从图 4-5(a)中可以看到，BIND 事件所占比例较大。由于没有 BIND 多参事件的错误标记样本，进而导致迭代学习过程中 BIND 事件

噪声样本数量加深。

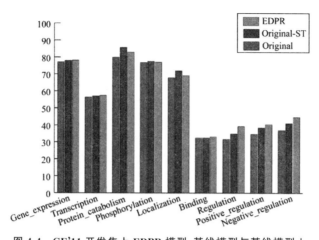

图 4-4　GE'11 开发集上 EDPR 模型、基线模型与基线模型＋

自训练模型最优性能时不同事件比较

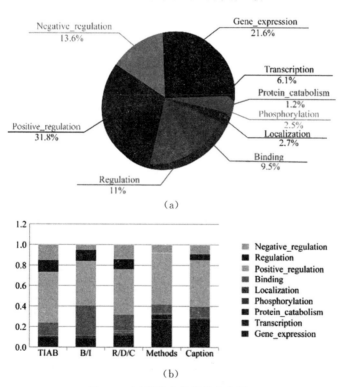

（a）

（b）

图 4-5　（a)训练集的事件分布图；

(b)GE'13 开发集中不同章节错误标记事件分布情况

在 GENIA 语料中，BIND 事件统计结果如表 4-5 所示。以 GENIA 2013 开发集 BIND 事件数量为例，包含一个论元(trigger，argument)的绑定事件数为 187 个，包含两个论元(trigger、argument、argument)的绑定事件数为 215 个。错误标记样本集中生成的错误 BIND 事件样本数量不足，导致绑定事件的改进较少。然而，作为复杂且最具挑战性的 REG 事件类型，包括 Positive_regulation、regulation 和 Negative_regulation 事件，抽取性能显著提高。

表 4-5　不同论元的绑定事件在不同数据集分布情况

事件	训练集		开发集	
	GE'11	GE'13	GE'11	GE'13
Binding(Theme(P))	708	91	190	187
Binding(Theme(P)＋)	280	104	185	215
Total	988	195	375	402

为了更好地构建错误标记样本集，对标记样本集中各个事件类别所占比例，以及 GENIA 2013 开发集中各类事件的错误标记样本在文章五种组分中不同的分布情况(GENIA 2013 提供了在线错误标记事件分析功能)进行了分析。在 GENIA 2013 语料中，每篇文章按照结构被分割为大致五个部分，分别为摘要、背景/介绍、结果/讨论/结论、方法和说明。标准标记样本集中各个事件的比例如图 4-5(a)所示，其中 Positive_regulation 事件占 31.8％，其次是 Gene_expression、Negative_regulation、Regulation 和 Binding 事件，分别为 21.6％、13.6％、11％和 9.5％。各个事件的错误标记样本在 GENIA 2013 开发集文章五种结构中分布情况如图 4-5(b)所示。从图中可以看出，Positive_regulation、Gene_expression、Binding、Neagtive_regulation 和 Regulation 事件错误标记率最高，所占比例与标准标记训练集中比例分布相似。而其他事件在样本集中分布比例较低，同样错误标记率较低。因此，在构建错误标记样本集时，本章只考虑错误标记率较高的事件类别样本。少类别事件样本所占比例较低，不利于错误标记样本的对表示，从而影响分类器针对此类事件的预测性能。

部分错误标记样本匹配过程如表 4-6 所示。例如，文章 PMID-10096561 中第 8 句中存在候选样本对(positive，CD40)，经学习模型预测得到事件类别标记为 Gene_expression，如表 4-6 第一行所示。在错误标记样本集中,存在经错误检测机制生成的(positive,protein)对向量,将候选样本对(positive,CD40)通过 C-LSTM 生成的向量与相应的(positive,protein)对向量进行语义相似度计算。经公式 4.10 计算得到相似度为 0.89,结果高于所设阈值 0.6,因此,该候选样本被识别为噪声样本,将被过滤掉。实际上,该候选样本对是没有事件类别标记的,经验证,本章所提出的错误检测机制是有效的。

表 4-6　部分错误标记样本匹配过程表

文章 ID	句子 ID	样本对	短句	相似分值	预测类别	真实类别
PMID-10096561	8	(positive, CD40)	some CD40 positive immunogenic human MMs	0.89	Gene_expression	None
PMID-9796702	11	(in response to, activated)	PKB is activated in response to triggering required sufficient	0.85	Positive_regulation	None
PMID-9796963	5	(altered, expression)	characterize altered expression TCRzeta activation	0.79	Regulation	Negative_regulation
PMID-10415075	0	(expression, p65-RelA)	associated decreased p65-RelA protein expression	0.8	Gene_expression	None
PMID-10096561	4	(triggering, CD40)	stimulation beta CD40 triggering	0.92	Positive_regulation	None

4.3.3　方法比较

在 BioNLP-ST GENIA 任务中存在许多生物医学事件抽取方法,通过与其他已知的性能优秀的方法进行性能比较,对本章所提出的方法进行评估。

1. 在 GENIA 2011 中不同模型的比较

在表 4-7 中给出了不同模型的比较结果。模型分别为 UMass,Mehryary 等人[139]，Lu 等人[136]，UTurku 和 MSR-NLP。

表 4-7　GE'11 测试集上不同模型性能比较

System	SVT	BIND	REG	All
	R/ P / F1(%)	R/ P / F1(%)	R/ P / F1(%)	R/ P / F1(%)
Ours	66.75/82.56/73.82	51.73/52.48/52.10	42.56/48.16/45.19	52.08/59.96/55.74
UMass	67.01/81.40/73.50	42.97/56.42/48.79	37.52/52.67/43.82	48.49/64.08/55.20
Mehryary[139]	—	—	—	48.78/62.27/54.71
Lu[136]	68.60/80.34/74.01	47.66/56.52/51.71	38.97/43.88/41.28	50.35/57.79/53.81
UTurku	68.22/76.47/72.11	42.97/43.60/43.28	38.72/47.64/42.72	49.56/57.65/53.30
MSR-NLP	68.99/74.30/71.54	42.36/40.47/41.39	36.64/44.08/40.02	48.64/54.71/51.50

　　从表中可以看出，与其他不同类型的事件抽取方法相比，本章所提出的方法具有更好的抽取性能。例如，UMass 是基于规则的系统、Turku，MSR-NLP 和 Lu 等人是基于监督的机器学习方法，Mehryary 等人是将监督和半监督相结合的方法。本章所提出的方法总体上 F1 值达到了 55.74%，略高于基于规则的 UMass 系统（略高 0.54% 个点）。而明显的高于其他四个系统，其中 Mehryary 等人的方法 F1 值为 54.71%，Lu 等人所提方法的 F1 值为 53.81%，UTurku 的 F1 值为 53.30% 以及 MSR-NLP 的 F1 值为 51.50%。

　　此外，本章所提出的方法在 SVT 事件、BIND 事件和 REG 事件上总体的性能表现良好，特别是 BIND 事件和 REG 事件总体的 F1 值都要高于其他系统。研究结果表明，本章所提出的方法在 GENIA 2011 测试集上能够得到更好的抽取结果。

2. 在 GENIA 2013 中不同模型的比较

　　在 GENIA 2013 测试集中，仅仅包含了全文不包含摘要，这是与 GE-NIA 2011 测试集不同的地方，任务难度和挑战也更大。为了进一步验证本章所提出方法，在 GENIA 2013 测试集的评测结果上与其他系统进行了比较，系统分别为 EVEX，TEES 2.1，BIOSEM，NCBI 和 Lu 等人所提出的方法，如表 4-8 所示。除 Lu 等所提出方法外，其他四个系统的评测结果均来自于文献[92]。EVEX 和 TEE2.1 系统是典型的基于支持向量机的管道模型系统，Lu 等人所提出的方法以及本章所提出的方法均为基于对模型的系统，NCBI 则采用的联合模型。

表 4-8　GE'13 测试集上不同模型性能比较

Event class System	SVT R/ P / F1(%)	BIND R/ P / F1(%)	REG R/ P / F1(%)	ALL R/ P / F1(%)
Ours	72.00/82.85/77.04	40.24/44.82/42.41	36.78/54.46/43.91	47.83/63.20/54.45
Lu	74.12/77.56/75.80	39.34/44.11/41.59	37.24/45.74/41.05	48.65/56.24/52.17
EVEX	73.82/77.73/75.72	41.14/44.77/42.88	32.41/47.16/38.41	45.87/58.03/51.24
TEES 2.1	74.52/77.73/76.09	42.34/44.34/43.32	33.08/44.78/38.05	46.60/56.32/51.00
BIOSEM	67.71/86.90/76.11	47.45/52.32/49.76	28.19/49.06/35.80	42.47/62.83/50.68
NCBI	72.99/72.12/72.55	37.54/41.81/39.56	24.74/55.61/34.25	40.53/61.72/48.93

从表 4-8 中可以看到,在比较的所有系统中,本章所提出的方法在总体的精确率和 F1 值上均为最高,但是在 BIND 事件抽取性能方面要低于 BIOSEM 系统,BIOSEM 系统是目前在 BIND 事件抽取上性能最为优秀的系统之一。并且,在整体的召回率上,本章所提出的方法要略低于 Lu 等人所提出的方法,他们所提出的方法是在保证准确性的前提下,采用改进召回的方法,本章所提出方法的召回率为 47.83%,而 Lu 等人研究方法的召回率为 48.65%。

总的来说,结果表明本章所提出的方法对于所有的 F1 值都有很好的表现,这可能是由于本章所提出的方法在采用样本数量扩充的同时过滤了一些噪声样本。因此,本章所提出的方法是有效的,可以很好地从 GENIA 2013 测试集中抽取生物医学事件。

4.3.4　讨论

本章研究致力于错误标记样本的检测,以减少未标记语料的噪声,从而提高分类器的性能。该方法包括对样本进行分析,可分为三个步骤:错误标记样本集的构建、错误标记样本对向量的生成和样本识别策略。为了评估系统的性能,进行了大量的实验。这些实验结果为该方法提供了有力的依据。此外,错误标记样本的对向量表示也起到了非常重要的作用,它在噪声采样和样本识别策略中表现优秀。总体而言,该方法达到了预期的效果,提高了生物医学事件抽取的性能。

尽管这种方法有很大的优点,但仍有一些不足。首先,在构建错误标记

样本集时,忽略具有少数类样本的事件。样本太少不利于错误标记样本的
模式生成,可能会引入更多噪声。其次,多论元事件抽取的有效性有待提
高。另外,由于 GENIA 语料库的局限性,错误标记样本集的数量也是有限
的。最后,在 GENIA 语料库中验证了该方法的有效性,但没有在最新的生
物医学文献中得到验证。今后,将通过增加少数类别事件和多论元类别事
件样本来扩展错误标记的样本集,并根据最新的生物医学文献进行进一步
的测试。

4.4　本章小结

　　本章提出了一种语义增强与基于错误检测机制的生物医学事件抽取方
法。采用 C-LSTM 和支持向量机联合模型,用于生物医学事件抽取,充分
发挥了它们的优势。其中 SVM 用于小样本数据集训练,对生物医学事件
类别进行预测。C-LSTM 主要通过短句表示提取更高层次的语义特征,进
而获取错误标记样本对的表示,引入频繁模式,增强语义。同时考虑标记样
本有限问题,在生物医学事件抽取任务中,通过自训练的学习模型,在迭代
学习的样本数量加深过程中,经语义相似度检测识别错误样本,进行噪声样
本的过滤以获得精确的训练样本。以 BioNLP GENIA 共享任务提供的评
测结果为衡量标准,大量实验结果表明,本章所提出的方法能够很好地从生
物医学文献中抽取生物医学事件。

第5章 基于生物医学信息抽取的药物
作用机制研究

5.1 引言

生物医学实体之间复杂的相互作用,如基因、化合物和疾病之间的关系,长期以来一直吸引着生物医学研究人员。了解这些相互联系是阐明不同生物学功能(例如激活、代谢、突变等)背后的潜在机制的关键,有益于各种生物医学研究,如药物作用机制研究。如何对大量的数据进行分析,进而揭示药物成分与疾病关联的作用机制,是目前的主要研究热点之一。分析候选药物成分与疾病基因作用机制最基本的方法是从已发表的文献中寻找相关药物成分的作用靶点、疾病的差异基因以及寻找相关交叉基因的已知功能,如蛋白质相互作用、基因表达、调控机制和信号通路等信息,进而推测药物在疾病中如何发挥作用。各种药物作用机制的分析往往依赖于生物医学知识库,而知识库的构建需要专家花费大量的时间和精力,因此不能做到及时更新。我们要研究如何利用基于新技术的学习模型,从大量的非结构化文本中自动抽取有意义的事实,在药物作用机制研究中发挥着重要作用。

在生物医学中,蒙药作用机制的研究很少被提及。蒙医药吸收了藏、汉、印医学理论的精华,逐步形成了具有鲜明民族性、地域性、临床性特点和独特理论体系的民族传统医学。同中药类似,蒙药复方也是由许多种药材所构成的,它们含有丰富的生物活性成分,具有多靶点和低毒性。但是,要了解不同成分之间的相互作用机制和分子靶点却是异常困难和繁重的,这也是限制其广泛应用的主要因素。

霍普金斯[140]提出了网络药理学的概念,用以阐明药物的作用机制。网络药理学是一种新的方法,以药物、靶点和疾病之间的相互作用网络为基础,在分子水平、靶点水平和通路水平上揭示药物的协同作用机制,适用于复杂的中药制剂研究[141],如 Xie 等人[142]通过网络药理预测和实验验证,阐明了黄芪-当归对小鼠脑外伤的潜在作用机制,Huang 等人[143]通过网络药理学解释了马子仁丸与功能性便秘之间的潜在机制等等。尽管网络药理学方法被广泛用于中医研究中,但在蒙医药的应用中却很少涉及。

综上所述,本章提出基于生物医学信息抽取的药物作用机制研究。以土茯苓七味汤散治疗银屑病为例,对土茯苓七味汤散治疗银屑病的作用机制进行研究。根据网络药理学分析方法,首先基于神经网络关系抽取模型对药物成分靶点进行识别,扩充现有知识库成分靶点;利用 GEO 数据库对银屑病靶点进行识别,并分别构建药物成分靶点的蛋白质互作网络以及疾病靶点的蛋白质互作网络,合并网络后进行富集分析寻找可能治疗疾病的关键靶基因。最后,采用基于生物医学事件抽取方法精准地获取关键靶基因相关文献,同分子对接技术进行双重辅助验证,进一步探究土茯苓七味汤散治疗银屑病的作用机制。

5.2 方法描述

本节依据网络药理学方法,采用基于神经网络关系抽取模型扩充现有知识库成分靶点、构建土茯苓七味汤散药物成分-靶点,疾病-靶点网络,并将两个网络合并,进行 GO 和 KEGG 富集分析,探讨土茯苓七味汤散的作用机制。方法流程如图 5-1 所示。

土茯苓七味汤散(Tufuling Qiwei Tangsan,TQTS),又名陶皮郎,是蒙药常用制剂。由土茯苓、金银花、诃子、川楝子、栀子、黄连、瞿麦七味药材组成[144]。纳顺布和等在文献[145]中提到了土茯苓七味汤散治疗银屑病的疗效,疗程短,治愈率高,复发率低,副作用小。在蒙医药中,土茯苓七味汤散被认为具有清热、止痛、抗菌、解毒等作用,在临床上被用于治疗银屑病。然而,土茯苓七味汤散治疗银屑病的作用机制和分子靶点尚不清楚,这是制约其广泛应用的主要因素。

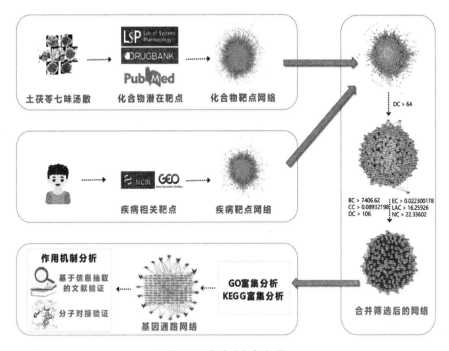

图 5-1 方法流程框架图

5.2.1 相关靶点识别

1. 土茯苓七味汤散活性成分筛选

土茯苓七味汤散的化学成分是从中药系统药理学数据库和分析平台[146]（TCMSP，https://tcmspw.com/tcmsp.php）中筛选出生物利用度（OB）≥30%，药物相似性（DL）≥0.18 的候选化合物[147]，共得到 85 个合格化合物，其中土茯苓 15 个，金银花 23 个，诃子 8 个，川楝子 9 个，栀子 15 个，黄连 14 个，瞿麦 1 个。

2. 土茯苓七味汤散潜在靶点识别

在中药系统药理学数据库和分析平台中提供了化合物的潜在靶点，该平台潜在靶点来源于 DrugBank 数据库（https://www.drugbank.ca/）。由于中药系统药理学数据库不能实时更新，而药物作用机制分析却依赖于最新版的生物知识库,包括从研究文献中获得更广泛的生物医学事实,以满足缺失的药物靶点关系。因此,基于神经网络的学习模型能够从最新的文献中获取化合物与蛋白质的关系,适用于此项任务。首先,通过中药系统药理学数据库获取 85 种候选化合物的相应靶点。除去 29 个与任何靶点均不相关的化合物后,筛选出 55 个化合物,并收集到 55 个目标化合物的靶点。共鉴定出 1730 个靶点,其中土茯苓 325 个,金银花 449 个,诃子 125 个,川楝子 181 个,栀子 363 个,黄连 287 个。消除重复靶点后共收集到 270 个靶点。其次,对潜在靶点通过基于神经网络的学习模型进行扩充。药物作用靶点涉及受体、酶、离子通道、转运体、免疫系统、基因等,其中,受体、酶、离子通道、转运体基本上都是蛋白质。因此,从近五年的 PubMed Central (PMC) 全文文章中收集所有提到 85 种候选化合物和蛋白质的相关文章,应用第 3 章所提出生物医学实体关系抽取模型识别化合物蛋白质相互作用关系。扩充靶点如表 5-1 所示。例如语句"*The results suggested that astilbin signifcantly decreased the mRNA and protein levels of VEGF*",出自 Wang 等人[148],其中 astilbin 为化合物实体,VEGF 为作用靶蛋白,由关系抽取模型学习获得实体对(astilbin, VEGF)的相互作用关系,而 VEGF 作为 astilbin 的相关靶点在中药系统药理学数据库中未被提及。在 Wang 等人[148] 的文献中,(astilbin, VEGF)经小鼠实验表明,落新妇素(astilbin)能显著降低 VEGF 的 mRNA 和蛋白水平,存在相互作用关系,因此,将 VEGF 作为土茯苓七味汤散的潜在靶点扩充进来。经扩充后共收集到 301 个靶点。

表 5-1　化合物靶点扩充样例表

化合物	扩充靶点	来源语句
Astilbin	VEGF	The results suggested that astilbin significantly decreased the mRNA and protein levels of VEGF[148].
Quercetin	HO-1	Quercetin protects SH-SY5Y cells against sterigmatocystin-induced toxicity: prevention of NF-κBnuclear translocation and down regulation of HO-1 expression[149].
Quercetin	TLR4	Second, quercetin inhibited OGD-induced expression of inflammatory factors in BV2 cells and suppressed TLR4/MyD88/NF-κBsignaling[150].

续表

化合物	扩充靶点	来源语句
Kaempferol	TRAF6	Kaempferol attenuates streptozotocin-induced diabetic nephropathy by downregulating TRAF6 expression: The role of TRAF6 in diabetic nephropathy[151].
luteolin	Caspase-3	Luteolin decreased cell proliferation in a dose-dependent manner and induced apoptosis with the activation of caspases 3 and 7 in both rat(PCai1,established from a TRAP prostate tumor)and human(22Rv1)CRPC cells[152].

3. 银屑病靶点识别

银屑病患者的差异表达基因来自 GEO 数据库(https://www.ncbi. nlm.nih.gov/GEO/,序列:GSE13355,样本:GSM337197、GSM337198、GSM337199、GSM337200、GSM337201、GSM337202、GSM337203 等,其中,正常组样本 64 例,实验组样本 58 例)。调整后的 P-value<0.05 和 $|\log FC|>1.5$(Fold Change,FC)的基因被认为是差异表达和银屑相关的靶点。同时,根据最新文献[153]报道的银屑病的病理特征,对银屑病靶点进行扩充。

5.2.2 网络构建与合并

1. 网络构建

利用 Cytoscape 3.8.0 软件进行土茯苓七味汤散的成分靶点网络以及银屑病相关靶点网路的构建并绘制网络图。利用 Cytoscape 3.8.0 软件中的 Bisogenet 插件,从人类蛋白质参考数据库(HPRD)、生物分子相互作用网络数据库(BIND)、相互作用蛋白质数据库(DIP^{TM})、完整的分子相互作用数据库(IntAct)、分子相互作用数据库(MINT)和相互作用数据集生物总库(BioGRID)中获取蛋白质相互作用的数据。构建土茯苓七味汤散潜在靶点和银屑病相关靶点的蛋白质相互作用网络。

2. 网络合并

将土茯苓七味汤散的潜在靶点和银屑病相关靶点的蛋白质相互作用网络通过 Cytoscape 软件合并。在合并过程中，利用 Cytoscape 插件的 CytoNCA 计算一些重要的参数来选择具有拓扑重要性的节点，这些参数包括特征向量中心性（EC）、度中心性（DC）、接近中心性（CC）、中介中心性（BC）、网络中心度（NC）和局部连通性（LAC）。这些参数代表了拓扑学的重要性，其定义和计算公式已在网络药理学和系统药理学中提及并应用。

5.2.3　GO 与 KEGG 富集分析

使用注释、可视化和综合发现数据库（Metascape）对生物过程、细胞成分和分子功能进行基因本体（GO）注释分析（http://metascape.org/gp/index.html♯/main/step1）。设 $P\text{-value}<0.05$，筛选出前 20 个显著的 GO 富集条目。同样使用 metascape 对 KEGG 通路进行富集分析。确定 $P\text{-value}<0.05$ 的显著变化途径，以供进一步分析。构建基因（对通路有显著调控作用的）通路网络筛选土茯苓七味汤散治疗银屑病的关键靶基因。

5.3　实验与分析

5.3.1　相关靶点网络分析

从 GEO 数据库中鉴定出与银屑病相关的靶点 313 个，图 5-2 为差异表达基因分布的火山图。经扩充后靶点为 322 个。

土茯苓七味汤散的化合物最终选取了 55 个作为候选化合物，部分化合物如表 5-2 所示。

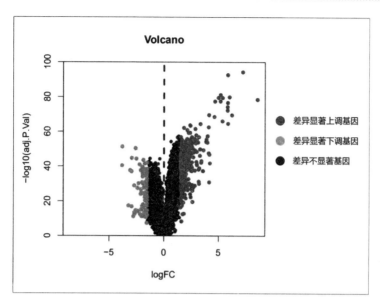

图 5-2　差异表达基因火山图

表 5-2　TQTS 的中药材中进行网络分析所选择的最终化合物样例

Mol ID	Molecule Name	OB	DL	Herbal medicine
MOL000785	palmatine	64.6	0.65	Coptis Chinensis Franch(CCF)
MOL007245	3-Methylkempferol	60.16	0.26	Gardenia Jasminoides(GJ)
MOL000006	luteolin	36.16	0.25	Lonicera Japonica Thunb(LJT)
MOL000358	beta-sitosterol	36.91	0.75	Lonicera Japonica Thunb(LJT) Rhizoma Smilacis Glabrae(RSG) Gardenia Jasminoides(GJ)
MOL000449	Stigmasterol	43.83	0.76	Lonicera Japonica Thunb(LJT) Rhizoma Smilacis Glabrae(RSG) Gardenia Jasminoides(GJ)
MOL002045	Stigmasterol	43.41	0.76	Fructus Toosendan(FT)
MOL000098	quercetin	46.43	0.28	Fructus Toosendan(FT) Coptis Chinensis Franch(CCF) Lonicera Japonica Thunb(LJT) Rhizoma Smilacis Glabrae(RSG) Gardenia Jasminoides(GJ)

续表

Mol ID	Molecule Name	OB	DL	Herbal medicine
MOL004575	astilbin	36.46	0.74	Rhizoma Smilacis Glabrae(RSG)
MOL004576	taxifolin	57.84	0.27	Rhizoma Smilacis Glabrae(RSG)
MOL006826	chebulic acid	72	0.32	Terminalia Chebula(TC)

通过筛选化合物及其靶点,构建了一个由 312 个节点(55 个土茯苓七味汤散中的化合物和 301 个化合物靶点)和 787 个边组成的土茯苓七味汤散"成分-靶点"网络,说明化合物与靶点的互作关系,如图 5-3 所示。55 个候选化合物的中位数为 9,说明多数化合物在土茯苓七味汤散中对应多个靶点。其中槲皮素、山奈酚、β-谷甾醇和豆甾醇分别作用于 150、59、28 和 27个靶点。槲皮素、山奈酚、β-谷甾醇和豆甾醇的 OB 分别为 46.43%、41.88%、48.74% 和 43.83%。因此,它们可能是土茯苓七味汤散的关键活性化合物,因为它们在网络中占有相当大的位置。

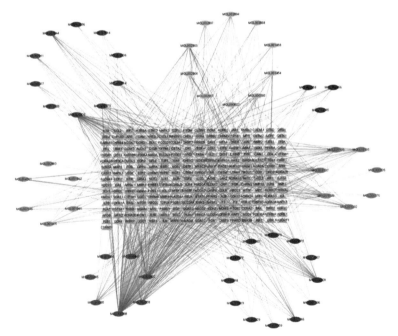

图 5-3　TQTS 化合物-靶点网络

三角形代表靶点;椭圆形从左上角开始沿顺时针方向依次代表金银花、黄连、川楝子、诃子、土茯苓、多药类(多药类指的是一个靶点可以对应多种药材中的化合物)和栀子。

5.3.2　蛋白质相互作用网络分析

PPI 网络已经成为通过预测大规模基因表达数据或其他高通量数据（包括蛋白质功能、发育控制形成、疾病候选基因和药物靶点识别）来阐明生物过程的重要工具[154]。因此，PPI 数据被用来可视化土茯苓七味汤散的潜在靶点和银屑病相关靶点的 PPI 网络。基于现有知识库，在土茯苓七味汤散潜在靶点的 PPI 网络中，有 7943 个节点和 185027 个边，代表 7943 个相互作用的蛋白质和 185027 个相互作用的关系；而在银屑病相关靶点的 PPI 网络中，有 3675 个节点和 83960 个边。经基于神经网络模型的化合物蛋白质靶点抽取扩充后，在土茯苓七味汤散潜在靶点的 PPI 网络中，有 8175 个节点和 181522 个边；经银屑病病理学特征相关文献靶点扩充后的 PPI 网络中，有 4484 个节点和 106464 个边。

5.3.3　土茯苓七味汤散治疗银屑病的候选靶点确定

将土茯苓七味汤潜在靶点的 PPI 网络和银屑病相关靶点的 PPI 网络进行融合，以确定土茯苓七味汤治疗银屑病的候选靶点。目的在于揭示土茯苓七味汤治疗银屑病的作用机制。靶点扩充前的合并网络由 2748 个节点和 68072 条边组成，如图 5-4(a)所示；根据以往的研究[155]，所有节点的中位数为 30，将超过中位数 2 倍的节点，即超过 60 度的节点被确定为重要靶点，构建了土茯苓七味汤治疗银屑病的靶点网络，包含 708 个节点和 28185 个边，如图 5-4（b）所示；各中位数数值，像 BC 为 6195.3247、CC 为 0.1223608、DC 为 97，而 EC 的中位数为 0.026614811、LAC 为 16.301888 和 NC 为 21.033651。进一步筛选，设置 BC>6195.3247，CC>0.1223608，DC>97，EC>0.026614811，LAC>16.301888 和 NC>21.033651，如图 5-4(c)所示；筛选后共鉴定出 158 个土茯苓七味汤治疗银屑病的候选重要靶基因。靶点扩充后的合并网络由 3608 个节点和 94388 条边组成，如图 5-4(d)所示；超过 64 度的节点被确定为重要靶点，筛选后网络如图 5-4(e)，包含 890 个节点和 38425 个边；设置 BC>7406.62，CC>0.08932198，DC>106，EC>0.022300178，LAC>16.25926 和 NC>22.33602，进一步筛选后如图 5-4(f)所示；最后，共鉴定出 187 个土茯苓七味汤治疗银屑病的候选重要靶基因。

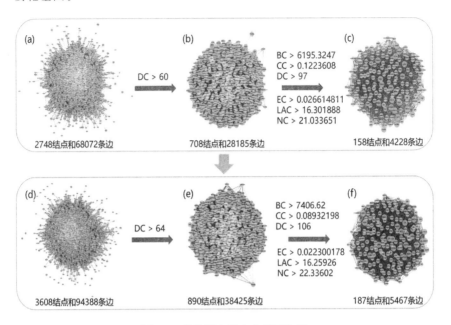

图 5-4　候选靶点扩充前后对比图

5.3.4　靶点的 GO 和 KEGG 富集分析

利用 Metascape 对 187 个候选靶点进行 GO 和 KEGG 通路分析。参数设置：P-value< 0.05，最小计数为 3，富集因子＞1.5。图 5-5 显示了最为显著的 GO 富集项。由图 5-5 可以看出，在生物过程（Biological Process）中，与染色质组织、细胞应激反应的调节、节律过程、端粒组织、生长因子反应、细胞周期调控等最显著相关。细胞组分（Cellular Component）显著相关的包括蛋白质 DNA 复合物、核糖核蛋白复合物、转移酶复合物、细胞的焦点粘连染色体区域等。分子功能排在前面的主要包括泛素蛋白连接酶结合、蛋白结构域特异性结合、转录因子结合、激酶结合等。

KEGG 通路分析确定了在银屑病治疗中受土茯苓七味汤散显著影响的通路，共鉴定出 138 条显著富集的通路（P-value< 0.05），涉及免疫和炎症通路 PI3K-Akt 信号通路、MAPK 信号通路、HIF-1 信号通路等，病毒感染通路 Hepatitis B、EB 病毒、T 细胞白血病病毒等，以及细胞周期、Th17 细胞分化等多条途径。20 条显著富集的 KEGG 通路，如图 5-6 所示。

KEGG 富集结果提示,土茯苓七味汤治疗银屑病的作用机制有很多可能。

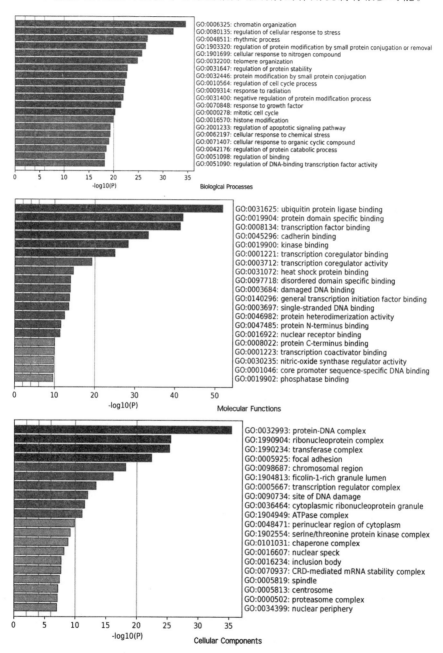

图 5-5 生物过程、分子功能和细胞组分的基因本体分析

（挑选出 P-value＜0.05 的前 20 项）

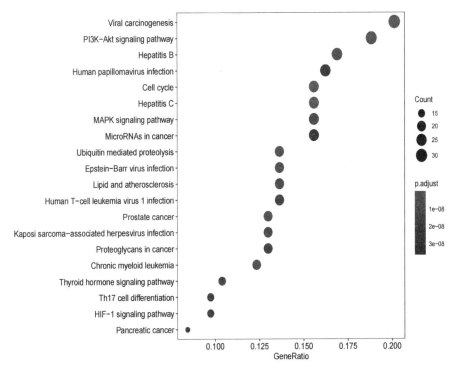

图 5-6　KEGG 途径富集分析的气泡图

（识别出 P 值＜0.05 的显著变化的通路。圆圈的颜色代表 P 值，

圆圈的大小代表基因的数量。圆圈越大，路径中的基因就越多）

图 5-7 显示了一个基于显著富集的通路，和调节这些通路的基因的基因通路网络。用 BC 对 20 条通路和 130 个基因进行了拓扑分析。V 形和正方形分别代表网络和靶基因中的通路。网络图显示 TP53 和 MAPK1 的 BC 最大，可能是核心靶基因。其他几个基因如 NFKB1、RELA、AKT1、CHUK、STAT3、EGFR 和 IL-6R 也有较大的 BC，这可能是 TQTS 治疗银屑病的关键靶基因。

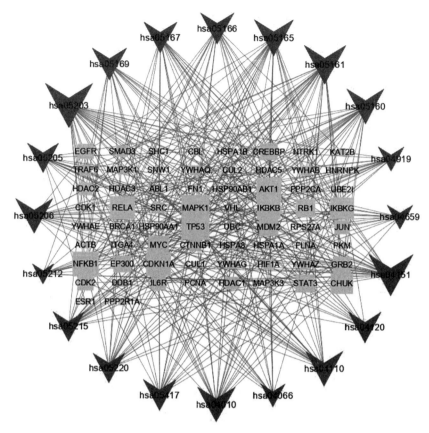

图 5-7　TQTS 治疗银屑病基因通路网络（对 **20** 条通路和 **130** 个基因进行了拓扑分析。
V 字形代表通路，方块代表目标基因，大尺寸代表更大的中心度）

5.3.5　作用机制分析

土茯苓七味汤散可能在银屑病的发病机制中发挥调节作用，通过 GO 和通路富集分析，在细胞应激反应过程、细胞周期、HIF-1 信号通路、PI3K-Akt 信号通路、MAPK 信号通路上显著富集；提示参与了细胞应激反应过程，如低氧导致的细胞应激反应，与低氧诱导因子-1（HIF-1）活化有关；提示参与了 PI3K-Akt 信号通路，此通路是决定细胞存活的重要通路；提示参与了丝裂原活化蛋白激酶信号通路（MAPK），涉及增殖、免疫反应等多种生理病理过程；以及与自身免疫性疾病有关的 Th17 细胞分化等过程和通路。土茯苓七味汤散可能在干预这些生物过程中通过调节这些信号通路起到治疗银屑病的作用。

富集分析对作用机制的研究具有一定的提示作用,但不一定准确,需要进一步功能实验的支持,因而,探究复方药物作用机制的途径主要有:一是文献数据挖掘,即通过检索已发表的具有实验论证性的文献,抽取相关信息;二是细胞和动物实验;三是分子对接。本节将从途径一生物医学信息抽取角度对土茯苓七味汤散治疗银屑病的作用机制进行分析,并进一步采用途径三分子对接技术进行对照验证。

1. 基于文献挖掘的作用机制分析

生物医学文献中包含经过细胞和动物实验的验证,通过对已发表的文献进行检索,抽取相关分析信息,对结果进行分析讨论。如何能够高效地进行相关文献信息采集,为后续的定性分析提供支持和参考成为亟待解决的问题。对于药物作用机制的研究,主要是找到疾病病变发展过程中差异表达基因群和治疗药物的化合物靶点群的交集靶点可能分布在哪些具有相关生物学功能的生物化学通路中,进而分析药物治疗疾病的作用机制。

生物医学事件被描述为一个生物过程、一种分子交互,如基因表达、基因调控等;信号通路是一系列生物化学分子(基因,基因产物等)通过各种生化级联反应来完成某一具体的生物学过程;因此,通过生物医学事件抽取可定位调节通路的关键靶基因,进而收集相关文献对作用机制做进一步探讨。

本节在 PubMed 上,分类搜索槲皮素、山奈酚、β-谷甾醇、豆甾醇与关键靶基因,以及银屑病近 5 年相关文章数量(不考虑重复情况)共 33701 篇(截至日期至 2021 年)。利用第 4 章生物医学事件抽取方法,进行基因表达、基因调控等事件识别。在识别的事件中对可能是 TQTS 治疗银屑病的关键靶基因进行检索,定位相关文章,记录 PMID 号,获取相应的生物过程,以验证化合物对本章所得到的核心靶基因与关键靶基因具有某种生物化学通路。得到生物医学事件样例见图 5-8,下面对文献挖掘所得到的文献做进一步描述。

银屑病是一种免疫介导的慢性炎症性皮肤病。涉及环境和遗传因素。在炎症背景下显示出自身免疫性疾病的特征,两种机制相互重叠甚至相互补充[156]。T 调节细胞(Tregs)被证明是免疫稳态的关键,因为它们能够抑制其他淋巴细胞的功能,从而抑制免疫反应、炎症和组织破坏[157]。因此,银屑病普遍被认为是 T 细胞介导的皮肤病[158]。细胞凋亡在银屑病发病机

制中同样具有重要作用,可能是通过凋亡调控蛋白 p53 的异常表达介导
的[159]。已有研究发现,银屑病患者在异常增生的表皮皮损组织中,p53 和
p21 出现高表达,共同干扰了正常细胞代谢,进而促使皮损细胞增殖,可通
过下调 p21 和 p53 表达来降低表皮细胞凋亡率[160]。新血管形成也是一个
突出特征,有研究表明,血管内皮生长因子 A(VEGFA)家族蛋白是血管生
成的关键调节因子,并且是银屑病发病机制的重要因素[161]。H. S. Young
等人[162]称,胎盘生长因子在结构上与 VEGFA 相似,是病理性血管生成的
关键调节因子,在皮肤炎症中起重要作用,并且 PGF 和 VEGFA 在银屑病
患者中有一定程度的相互依赖性。陈等人在文献[163]报告称,银屑病角质
形成细胞具有高水平的粘着斑激酶 FAK(focal adhesion kinase),而 FAK
水平的升高可能介导了银屑病角质形成细胞和正常角质形成细胞在细胞外
基质上的功能差异。

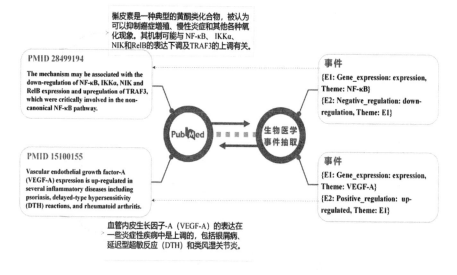

图 5-8　生物医学事件定位文献样例

　　槲皮素是黄酮类化合物,已被证明具有多种药理活性[164],如抗炎、利
尿剂、抗氧化、抗糖尿病和消化系统等。Sharma A 等人[165]介绍槲皮素是
一种潜在的多酚类黄酮醇,被认为可以抑制癌症增殖、慢性炎症和其他各种
氧化现象。槲皮素能有效降低小鼠血清 TNF-α、IL-6 和 IL-17 水平,提高
GSH、CAT 和 SOD 活性,减少 MDA 在小鼠皮肤组织中的蓄积。其机制可
能与 NF-κB、IKKα、NIK 和 RelB 的表达下调及 TRAF3 的上调有关[166]。
槲皮素对迁移和血管生成的抑制作用可能是通过蛋白质印迹检测到的

VEGFA、MMP9 和 MMP2 蛋白水平的下调介导的[167]。山奈酚具有抗炎和抗氧化的药理作用,并且有助于抑制活化的促炎细胞因子并提高免疫力[168]。山奈酚可降低银屑病皮损中 CD3＋T 细胞浸润和主要促炎因子(IL-6、IL-17A 和 TNF-α)基因表达[169]。β-谷甾醇是一种常见的主要植物甾醇,具有广泛的生物学效应,包括对各种慢性疾病的保护作用[170],并且已被证明具有抗氧化、抗炎和抗肿瘤作用。Zhou 等人[171]指出,β-谷甾醇可能具有对失调性炎症的治疗作用的潜在机制。β-谷甾醇通过减少促炎性TNF、IL-1β 和 IL-6 细胞因子的释放,从而有助于银屑样特征性皮损改善[172]。豆甾醇是一种甾体醇,具有公认和证明的免疫调节特性,可以减弱先天性和适应性免疫反应,并且在过敏性皮肤病的治疗中具有很大的潜力[173,174]。豆甾醇不仅具有调节免疫反应的作用,还具有抗过敏、抗癌和抗炎的特性[175]。蒙药是一个高度复杂的系统,含有大量的成分。

在可能的核心和关键靶基因中,NF-κB 是一种转录调节因子,是由 Rel样结构域组成的同源或异二聚体复合物,包括 RELA/p65、RELB、NFKB1/p105、NFKB1/p50、Rel 和 NFKB2/p52,其中以异二聚体 p65-p50 最为丰富。NF-κB 活化不当与许多炎症性疾病有关。因此 NFKB1 表达异常,可能是导致银屑病的重要因素[176]。NFKB1 通过介导 Th1 和 Th17 在银屑病角质形成细胞中发挥重要作用。研究表明,槲皮素能抑制 NF-κB 的活性,具有明显的抗银屑病作用,其机制可能与抗氧化、抗炎状态及抑制 NF-κB信号转导有关[177]。p53(TP53)是 PI3K-Akt 信号调节的转录和凋亡程序的主要组成部分[178],而 PI3K-Akt 信号通路与银屑病表皮增生障碍相关[179]。p53 蛋白的指令是由 TP53 基因提供的[180]。p53 蛋白在银屑病中高表达。而野生型 p53 调节细胞增殖通过控制细胞周期来实现[181]。在P13K 信号通路中,Akt 是其下游的关键分子,AKT1 是 Akt 亚类之一。有研究表明银屑病皮损中 Akt 活性增强[182]。在 AS Naeem1 等人的报告中[183],角化不良是银屑病中一种非常常见的组织学观察。在缺乏 AKT1介导的层粘连蛋白 A/C 降解的情况下,DNA 降解过程受阻,导致角化不全和表皮分化的改变。

因此,土茯苓七味汤散可能在银屑病的发病机制中发挥调节作用,通过干预这些生物过程来帮助调节免疫功能、阻断炎症。

2.基于分子对接的作用机制分析

使用 AutoDock Vina 进行分子对接。通过受体-配体复合物的空间效应和排斥,以结合能(Affinity)形式显示和计算结果。对氢键、疏水相互作用和分子柔韧性进行综合评分,以评估它们的亲和力,最终得到结合能评分。这种亲和能是衡量配体能否有效结合受体分子的重要指标。在 Vina 软件的核心参数 AutoDock 中,能量值越低,两者的结合越好。

根据文献[184]报道的银屑病的病理特征,本节筛选了四个可能治疗银屑病的相关蛋白 IL-17A、IL-17F、ROR-γt 和 TLR-7 进行分子对接,如表 5-3 所示。从化合物结构的分析来看,大多数槲皮素和山奈酚等化合物是黄酮类化合物。这些化合物与银屑病相关蛋白 IL-17A、IL-17F、ROR-γt 和 TLR-7 的结合能接近目前临床上使用的他克莫司和甲氨蝶呤,并且优于阿维 A 酸。此外,黄酮类化合物可以改善人类的免疫功能,防止细胞增殖、过度定植和角质化。豆甾醇和 β-谷甾醇属于类固醇化合物,豆甾醇与 IL-17A、IL-17F、ROR-γt 和 TLR-7 的结合能低于他克莫司、甲氨蝶呤和阿维 A 酸。β-谷甾醇与相关蛋白的结合能接近他克莫司、甲氨蝶呤和阿维 A 酸,谷甾醇和 β-谷甾醇可能在预防银屑病方面发挥重要作用。

表 5-3　研究的配体与银屑病相关受体的分子对接(结合)得分

Protein	PDBID	Docking score(kcal/mol)						
		beta-sitosterol	quercetin	Stigmasterol	kaempferol	methotrexate	acitretin	tacrolimus
IL-17A	5N7W	−8.2	−8.4	−8.7	−8.3	−8.5	−7.9	−7.3
IL-17F	IJPY	−6.9	−7.9	−7.8	−7.2	−6.3	−7.2	−8.1
TLR-7	5GMF	−7.8	−7.2	−8.0	−7.2	−6.5	−7.0	−7.7
ROR-γt	4NIE	−6.3	−8.6	−9.4	−8.2	−9.1	−7.9	−8.5

此外,根据富集分析得到的核心靶基因和 TQTS 中的活性化合物进行了分子对接验证,如表 5-4 所示。TQTS 的四个主要活性成分与筛选出的九个核心靶点具有一定的结合活性。

表 5-4　研究的配体与关键靶基因的分子对接(结合)得分

Protein	PDBID	Docking score(kcal/mol)			
		beta-sitosterol	quercetin	Stigmasterol	kaempferol
AKT1	6S9W	−11	−10.0	−11.6	−9.3

Protein	PDBID	Docking score(kcal/mol)			
		beta-sitosterol	quercetin	Stigmasterol	kaempferol
CHUK	5TQW	−7.0	−7.3	−7.9	−7.1
TP53	3Q05	−6.8	−6.7	−6.6	−6.4
RELA	3QXY	−6.9	−8.9	−7.6	−9.3
MAPK1	6D5Y	−7.6	−7.5	−8.8	−7.1
NFKB1	2DBF	−6.5	−6.0	−6.1	−6.0
IL-6R	1P9M	−8.0	−7.4	−9.0	−7.3
EGFR	5J9Y	−8.1	−8.7	−8.5	−8.6

从表 5-3 和表 5-4 可以看出,AKT1、ROR-γt、RELA、IL-6R 和 EGFR 等 13 个靶点(病理筛选靶点和富集分析筛选核心靶点)的结合得分相对较高,它们可能是潜在的靶点。排名前 5 位的活性化合物与蛋白质的结合图见图 5-9。

通过观察活性化合物与靶点的结合方式以及与周围的氨基酸残基的相互作用,可以看出豆甾醇和 AKT1、β-谷甾醇 和 AKT1 没有形成氢键相互作用,而槲皮素和 AKT1 形成了氢键相互作用。可以推测,AKT1 是一个潜在的靶点,通过槲皮素发挥作用。槲皮素和 ROR-γt,山奈酚和 ROR-γt 形成氢键相互作用,推测 ROR-γt 可能是 TQTS 的靶点之一,TQTS 可能通过激活免疫-炎症通路来治疗银屑病。RELA、IL-6R 和 EG-FR 分别与山奈酚、豆甾醇和槲皮素形成氢键相互作用,这可能是 TQTS 治疗银屑病的潜在靶点,通过抑制促炎症细胞因子和表皮生长因子的激活来阻断银屑病样病变的发生。分子对接的结果显示槲皮素是 TQTS 的主要活性成分。分子对接验证了 TQTS 的多成分、多靶点的免疫激活和抗炎机制。TQTS 的 4 个主要活性成分与 13 个潜在靶点(病理靶点和富集分析的核心靶点)具有一定的结合活性,其与 AKT1 相互作用的稳定性很高。

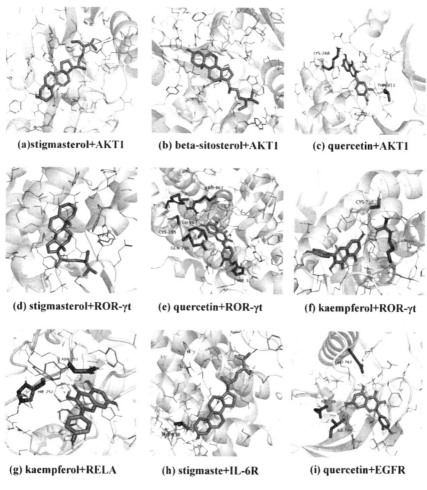

(a)stigmasterol+AKT1　　(b) beta-sitosterol+AKT1　　(c) quercetin+AKT1

(d) stigmasterol+ROR-γt　　(e) quercetin+ROR-γt　　(f) kaempferol+ROR-γt

(g) kaempferol+RELA　　(h) stigmaste+IL-6R　　(i) quercetin+EGFR

图 5-9　活性化合物的分子对接结果

5.4　本章小结

中医的常规治疗在临床上常以复方形式使用,蒙医治疗与中医类似,复方含有多种活性成分,可对不同的靶点表现出不同的作用。因此,药物和靶点形成了一个非常复杂的网络。通过网络药理学分析方法可以系统地了解蒙药的成分和靶点,为后续研究奠定基础。

本章提出基于生物医学信息抽取的药物作用机制研究。以土茯苓七味汤散治疗银屑病为例,对土茯苓七味汤散治疗银屑病的作用机制进行研究。根据网络药理学分析方法,首先基于神经网络关系抽取模型对药物成分靶点相互作用进行识别,扩充现有知识库成分靶点,并对银屑病靶点进行识别;接着分别构建药物成分靶点的蛋白质互作网络以及疾病靶点的蛋白质互作网络,合并网络后进行富集分析寻找可能治疗疾病的关键靶基因。本章揭示了土茯苓七味汤散的相关药理作用,阐明了土茯苓七味汤散的核心成分:槲皮素、山奈酚、β-谷甾醇和豆甾醇,调节与银屑病相关的大多数靶点:TP53、NFKB1、MAPK1、RELA、AKT1、CHUK、IL-6R、EGFR 和 PC-NA,并采用生物医学事件抽取方法精准地获取化合物、靶基因与银屑病相关文献,并通过分子对接技术做进一步双重验证,深入探究土茯苓七味汤散治疗银屑病的作用机制,对土茯苓七味汤散的临床应用具有一定的启发和指导意义。

第6章　结论与展望

6.1　结论

21世纪是生物学的世纪,生物医学文献是生物医学领域获取知识的主要来源之一,而承载着这些知识的医学文献却以指数级速度增长,所涉及的内容是巨大的,远远超出人类以传统方式获取知识的能力。如何从海量的电子文献中准确地获取有价值的、关键的、科研人员所关心的数据,成为领域人员研究的难点和重点之一。

在生物医学领域,通过数据分享、数据访问、数据分布以及分析数据从而得到有用结论皆存在巨大挑战,然而现有模型具有局限性,不足以满足领域内信息抽取需求,仍需进一步提升性能。本书针对信息抽取中语义信息丢失、外部资源利用不充分以及样本信息利用率不高等问题,以生物医学文本信息表示、语义知识利用及深度模型构建为切入点,深入探究基于语义增强的信息抽取方法在药物作用机制上的应用,做好这部分工作将为生物医学领域信息抽取技术在蒙药治疗疾病的发展中的应用起到积极的推动作用。

本书工作内容如下:

(1)针对生物医学实体所包含的生物医学语义信息不充分问题,将生物医学知识引入该任务,提出一种基于归一化网络的生物医学实体关系抽取方法。首先,预训练的BERT模型为语句中每个标记生成高质量的深度上下文相关的词表示;再通过注意力机制发掘不同词汇对实体关系的贡献程度和潜在语义信息,以获取更好的上下文信息;接着使用结合归一化方法的双向门控循环单元(BiGRU)网络去捕获全局深度的语义表示,解决高阶依赖关系的同时克服网络退化问题,并通过残差连接增强语义表示;最后,引入生物医学实体的结构特征来进一步增强表示,进行模型训练。在不同规模数据集上结合不同归一化方法进行实验,验证该框架在小规模数据集上具有较好的泛化性能与预测能力,能够作为新药发现、老药新用等生物医学实验的有益补充。

(2)针对传统生物医学事件抽取方法中错误样本信息利用率不高以及语义表示不足问题,本书提出了一种基于语义增强与错误检测机制的生物医学事件抽取方法。采用自训练学习模式解决训练集中存在的小样本问题,在迭代学习的样本数量扩充过程中,经语义相似度检测识别错误样本,进行噪声样本的过滤以获得精确的训练样本;其中 SVM 用于小样本数据集训练,对生物医学事件类别进行预测;C-LSTM 通过扩展短句作为输入获取样本对的高阶语义表示,引入频繁模式,增强错误样本的语义表示。大量的实验结果表明,所提出的方法能够很好地从生物医学文献中抽取生物医学事件,能够为其他下游任务提供辅助,并作为途径富集、基因本体信号通路发现、代谢等的额外补充。

(3)针对蒙药治疗疾病作用机制不明,依赖于药物机制研究的知识库无法及时更新问题,提出了基于生物医学信息抽取的药物作用机制研究。以蒙药土茯苓七味汤散治疗银屑病为例,根据网络药理学分析方法,首先,基于神经网络关系抽取模型对药物成分靶点相互作用进行识别,扩充现有知识库成分靶点,并对银屑病靶点进行识别;其次,构建药物成分靶点的蛋白质互作网络,以及疾病靶点的蛋白质互作网络,合并网络并进行富集分析寻找可能治疗疾病的关键靶基因;最后,采用基于生物医学事件抽取方法精准地获取关键靶基因相关文献,与分子对接技术进行双重辅助验证。深入探究土茯苓七味汤散治疗银屑病的作用机制,对蒙药治疗疾病的临床应用具有一定的启发和指导意义。

6.2　展望

本书针对生物医学领域信息抽取中语义信息利用不足、外部资源利用不充分以及对信息抽取结果的利用,应结合领域知识做进一步研究等问题,研究神经网络模型在生物医学领域信息抽取任务中所面临的问题提出了解决方案,这些成果拓展了相关领域的视野,但研究略显薄弱,仍有巨大的提升空间。在下一步的研究中希望能从"薄弱"向"强大"进行转变。

(1)深度强化。在生物医学实体关系抽取、事件抽取基础上进一步分析生物过程的动力学原理,包括免疫反应、药物激活、类固醇代谢等,通过生物医学信息抽取技术分析不同时间尺度组成的动态事件,深入了解生物过程的机制原理。对蒙药治疗疾病机制中的分子对接的活性值进行预测,小分子与蛋白质的相互作用力包括范德华力、氢键、疏水作用、电荷力等多种形式,以此来阐明蒙药治疗疾病的作用机制。

（2）广度强化。在针对生物医学事件抽取问题上,将研究扩展至癌症事件抽取、细菌群落事件抽取、植物事件抽取中。在实体关系抽取研究中,将范围扩大到社交媒体、电子健康记录,以此来推动农业、健康、病理、制药等领域的信息抽取技术发展。

（3）创新强化。在生物医学文献中,普遍存在极具个人语言特色的表述,从而造成术语不规范问题,而且在领域内标注医学文献的成本十分昂贵,这也导致了大多数领域内任务由于人工问题而存在的小样本以及不平衡问题。因此,可以探索对抗迁移方法、零样本或小样本学习以及动态图网络表示学习方法,研究具有普适性的解决方案。

参考文献

［1］Gopalakrishnan V，Jha K，Jin W，et al. A survey on literature based discovery approaches in biomedical domain［J］. Journal of biomedical informatics，2019，93：103141.

［2］Liang X，Zhu W，Lv Z，et al. Molecular Computing and Bioinformatics［J］. Molecules，2019，24(13)：2358.

［3］WangC，Ma X，Chen J，et al. Information extraction and knowledge graph construction from geoscience literature［J］. Computers & Geosciences，2018，112：112－120.

［4］NicolasF，Kathi C，Grisha S，et al. Best Match：New relevance search for PubMed［J］. PLOS Biology，2018，16(8)：e2005343.

［5］KimY，Heider P M，Lally I R H，et al. A Hybrid Model for Family History Information Identification and Relation Extraction：Development and Evaluation of an End-to-End Information Extraction System ［J］. JMIR Medical Informatics，2021，9(4)：e22797.

［6］HuangW，Zhang J，D Ji. A transition-based neural framework for Chinese information extraction［J］. PLoS ONE，2020，15(7)：e0235796.

［7］HahnU，Oleynik M. Medical Information Extraction in the Age of Deep Learning［J］. Yearbook of Medical Informatics，2020，29(1)：208－220.

［8］WangX，Lyu J，Dong L，et al. Multitask learning for biomedical named entity recognition with cross-sharing structure［J］. BMC bioinformatics，2019，20(1)：1－13.

［9］UdrescuL，Bogdan P，Chiş A，et al. Uncovering New Drug Properties in Target-Based Drug-Drug Similarity Networks［J］. Pharmaceutics，2020，12(9)：879.

[10] ParisiD, Adasme M F, Sveshnikova A, et al. Drug repositioning or target repositioning: A structural perspective of drug-target-indication relationship for available repurposed drugs[J]. Computational and structural biotechnology journal, 2020, 18: 1043−1055.

[11] Lu Y., Ma X. L., Lu Y. N. et al. Biomolecular-Level Event Detection: A New Representation of Generating Short Sentence and Sample Selection Strategy[J]. Current bioinformatics, 2019,14(4):359−370.

[12] ChenY. A transfer learning model with multi-source domains for biomedical event trigger extraction[J]. BMC Genomics, 2021, 22(1): 31.

[13] KringelumJ V, Kjærulff S K, Brunak S, et al. ChemProt-3.0: a global chemical biology diseases mapping[J]. Database: The Journal of Biological Databases and Curation, 2016, 2016: bav123.

[14] LamuriasA, Sousa D, Clarke LA, Couto FM. BO-LSTM: classifying relations via long short-term memory networks along biomedical ontologies[J]. BMC Bioinformatics. 2019, 20(1):10.

[15] RabbaA K, Hussein A M A, Sbeih B K A, et al. Assessing Drug-Drug Interaction Potential among Patients Admitted to Surgery Departments in Three Palestinian Hospitals[J]. BioMed research international, 2020: 9634934.

[16] WangJ, Zhang J, An Y, et al. Biomedical event trigger detection by dependency-based word embedding[J]. BMC medical genomics, 2016, 9(2): 123−133.

[17] LiC, Liakata M, Rebholz-Schuhmann D. Biological network extraction from scientific literature: state of the art and challenges[J]. Briefings in bioinformatics, 2013, 15(5): 856−877.

[18] OralB, Emekligil E, Arslan S, et al. Information extraction from text intensive and visually rich banking documents[J]. Information Processing & Management, 2020, 57(6): 102361.

[19] WangX, Zhang Y, Ren X, et al. Cross-type biomedical named entity recognition with deep multi-task learning[J]. Bioinformatics, 2019, 35(10): 1745−1752.

[20] TianY, Shen W, Song Y, Xia F, He M, Li K. Improving bio-

medical named entity recognition with syntactic information[J]. BMC Bioinformatics. 2020，21(1)：539.

[21] Karim M R，Cochez M，Jares J B，et al. Drug-drug interaction prediction based on knowledge graph embeddings and convolutional-LSTM network[C]. Proceedings of the 10th ACM international conference on bioinformatics，computational biology and health informatics. 2019：113−123.

[22] Dai Y，Guo C，Guo W，et al. Drug-drug interaction prediction with Wasserstein Adversarial Autoencoder-based knowledge graph embeddings[J]. Briefings in Bioinformatics，2021，22(4)：bbaa256.

[23] Weinzierl M，Harabagiu S. HLTRI at W-NUT 2020 Shared Task-3：COVID-19 Event Extraction from Twitter Using Multi-Task Hopfield Pooling[C]. Proceedings of the Sixth Workshop on Noisy User-generated Text (W-NUT 2020). 2020：530−538.

[24] Ma M. Multimedia emergency event extraction and modeling based on object detection and bi-lstm network[C]. 2021 IEEE International Conference on Consumer Electronics and Computer Engineering (ICCECE). IEEE，2021：574−580.

[25] GrishmanR. Twenty-five years of information extraction[J]. Natural Language Engineering，2019，25(6)：677−692.

[26] ZhangZ，Zhan S，Zhang H，et al. Joint model of entity recognition and relation extraction based on artificial neural network[J]. Journal of Ambient Intelligence and Humanized Computing，2020，13(7)：3503−3511.

[27] GonzálezPellicer E，Rodríguez Hontoria H，Turmo Borras J，et al. The TALP participation at TAC-KBP 2012[C]. Proceedings of the Fifth Text Analysis Conference (TAC 2012). 2012：1−14.

[28] Getman J，Ellis J，Strassel S，et al. Laying the groundwork for knowledge base population：Nine years of linguistic resources forTAC KBP2[C]. Proceedings of the Eleventh International Conference on Language Resources and Evaluation (LREC 2018). 2018：1552−1558.

[29] Ji H，Sil A，Dang H T，et al. Overview of TAC-KBP 2019 Fine-grained Entity Extraction[C]. Proceedings of the 2019 Text Analysis

Conference. 2019:1—7.

[30] Singha A. 2012. Introducing the Knowledge Graph: Things not strings. Retrieved January 16, 2022, from https://blog. google/products/search/introducing-knowledge-graph-things-not.

[31] Groth P, Lauruhn M, Scerri A, et al. Open Information Extraction on Scientific Text: An Evaluation[C]. Proceedings of the 27th International Conference on Computational Linguistics. 2018: 3414 —3423.

[32] Rastegar-Mojarad M, Liu S, Wang Y, et al. Biocreative/OHNLP challenge 2018[C]. Proceedings of the 2018 ACM International Conference on Bioinformatics, Computational Biology, and Health Informatics. 2018: 575.

[33] Wang Y, Zhou K, Gachloo M, et al. An overview of the active gene annotation corpus and the BioNLP OST 2019 AGAC track tasks[C]. Proceedings of The 5th workshop on BioNLP open shared tasks. 2019:62—71.

[34] P López-Beda, MC Díaz-Galiano, LA Urea-López, et al. Combining word embeddings to extract chemical and drug entities in biomedical literature[J]. BMC Bioinformatics, 2021, 22(1):599.

[35] Sahu S K, Anand A. Unified neural architecture for drug, disease, and clinical entity recognition[J]. Deep Learning Techniques for Biomedical and Health Informatics, 2020:1—19.

[36] Akhondi S A, Hettne K M,et al. Recognition of chemical entities: combining dictionary-based and grammar-based approaches [J]. Journal of Cheminformatics, 2015, 7(1):1—11.

[37] Habibi M, Weber L, Neves M, et al. Deep learning with word embeddings improves biomedical named entity recognition[J]. Bioinformatics, 2017, 33(14): i37—i48.

[38] Suárez-Paniagua V, Zavala R M R, Segura-Bedmar I, et al. A two-stage deep learning approach for extracting entities and relationships from medical texts[J]. Journal of biomedical informatics, 2019, 99:103285.

[39] He Y, Zhu Z, Zhang Y, et al. Infusing Disease Knowledge into

BERT for Health Question Answering，Medical Inference and Disease Name Recognition[C]. Proceedings of the 2020 Conference on Empirical Methods in Natural Language Processing (EMNLP). 2020：4604－4614.

[40] Olayan R S，Ashoor H，Bajic V B. DDR：efficient computational method to predict drug-target interactions using graph mining and machine learning approaches[J]. Bioinformatics，2018，34(7)：1164－1173.

[41] He T，Heidemeyer M，Ban F，et al. SimBoost：a read-across approach for predicting drug-target binding affinities using gradient boosting machines[J]. Journal of cheminformatics，2017，9(1)：1－14.

[42] Peng L，Bo L，Wen Z，et al. Predicting Drug-Target Interactions With Multi-Information Fusion[J]. IEEE Journal of Biomedical & Health Informatics，2017，21(2):561－572.

[43] Tabei Y，Kotera M，Sawada R，et al. Network-based characterization of drug-protein interaction signatures with a space-efficient approach[J]. BMC Systems Biology，2019，13(2)：1－15.

[44] Wang H，Qin K，Zakari R Y，et al. Deep neural network-based relation extraction：an overview[J]. Neural Computing and Applications，2022：1－21.

[45] Kaur P，Garg R. Towards Convolution Neural Networks (CNNs)：A Brief Overview of AI and Deep Learning[J]. Inventive Communication and Computational Technologies，2020：399－407.

[46] Sun C，Yang Z，Luo L，et al. A deep learning approach with deep contextualized word representations for chemical-protein interaction extraction from biomedical literature[J]. IEEE Access，2019，7：151034－151046.

[47] Wang E，Wang F，Yang Z，et al. A graph convolutional network-based method for chemical-protein interaction extraction：algorithm development[J]. JMIR Medical Informatics，2020，8(5)：e17643.

[48] Antunes R，Matos S. Extraction of chemical-protein interactions from the literature using neural networks and narrow instance representation[J]. Database：the journal of biological databases and curation，2019，2019：baz095.

[49] Bengio Y，Courville A，Vincent P. Representation learning：A

review and new perspectives[J]. IEEE transactions on pattern analysis and machine intelligence, 2013, 35(8): 1798－1828.

[50] Rasti P, Wolf C, Dorez H, et al. Machine Learning-Based Classification of the Health State of Mice Colon in Cancer Study from Confocal Laser Endomicroscopy[J]. Scientific Reports, 2019, 9(1): 1－11.

[51] Altae-Tran H, Ramsundar B, Pappu A S, et al. Low data drug discovery with one-shot learning[J]. ACS central science, 2017, 3(4): 283－293.

[52] Schwaller P, Gaudin T, Lanyi D, et al. "Found in Translation": predicting outcomes of complex organic chemistry reactions using neural sequence-to-sequence models[J]. Chemical science, 2018, 9(28): 6091－6098.

[53] Peng Y, Chen Q, Lu Z. An Empirical Study of Multi-Task Learning on BERT for Biomedical Text Mining[C]. Proceedings of the 19th SIGBioMed Workshop on Biomedical Language Processing. 2020: 205－214.

[54] Kenton J D M W C, Toutanova L K. BERT: Pre-training of Deep Bidirectional Transformers for Language Understanding[C]. Proceedings of NAACL-HLT. 2019: 4171－4186.

[55] Alfattni G, Belousov M, Peek N, et al. Extracting drug names and associated attributes from discharge summaries: Text mining study [J]. JMIR medical informatics, 2021, 9(5): e24678.

[56] Choi D, Lee H. Extracting Chemical-Protein Interactions via Calibrated Deep Neural Network and Self-training[C]. Findings of the Association for Computational Linguistics: EMNLP 2020. 2020: 2086－2095.

[57] Hult S, Sartori D, Bergvall T, et al. A Feasibility Study of Drug-Drug Interaction Signal Detection in Regular Pharmacovigilance[J]. Drug safety, 2020, 43(8): 775－785.

[58] Yu H, Mao K T, Shi J Y, et al. Predicting and understanding comprehensive drug-drug interactions via semi-nonnegative matrix factorization[J]. BMC Systems Biology, 2018, 12(1): 101－110.

[59] Gessner A, König J, Fromm M F. Clinical Aspects of Trans-

porter-Mediated Drug-Drug Interactions[J]. Clinical Pharmacology & Therapeutics, 2019, 105(6): 1386—1394.

[60] Segura-Bedmar I, Martínez P, de Pablo-Sánchez C. A linguistic rule-based approach to extract drug-drug interactions from pharmacological documents[C]. BMC bioinformatics. BioMed Central, 2011, 12(2): 1—11.

[61] Zhang Y, Kordjamshidi P. PE-TU Participation at TAC 2018 Drug-Drug Interaction Extraction from Drug Labels[C]. Proceedings of the 2018 Text Analysis Conference. 2018:1—5.

[62] SEGURA-BEDMAR I, MARTINEZ P, SANCHEZ-CISNEROS D. The 1st DDIExtraction-2011 challenge task: extraction of drug-drug interactions from biomedical texts[C]. Proceedings of the 1st Challenge task on Drug-Drug Interaction Extraction, 2011:1—9.

[63] HERRERO-ZAZO M, SEGURA-BEDMAR I, MARTÍNEZ P, et al. The DDI corpus: an annotated corpus with pharmacological substances and drug-drug interactions[J]. Journal of Biomedical Informatics, 2013,46(5):914—920.

[64] Bokharaeian B, Diaz A, Chitsaz H. Enhancing Extraction of Drug-Drug Interaction from Literature Using Neutral Candidates, Negation, and Clause Dependency[J]. Plos One, 2016, 11(10):e0163480.

[65] ZHENG W, LIN H, ZHAO Z, et al. A graph kernel based on context vectors for extracting drug-drug interactions[J]. Journal of Biomedical Informatics, 2016,61:34—43.

[66] Raihani A, Laachfoubi N. A rich feature-based kernel approach for drug-drug interaction extraction[J]. International journal of advanced computer science and applications, 2017, 8(4): 324—330.

[67] Wang Y, Liu S, Rastegar-Mojarad M, et al. Dependency and AMR embeddings for drug-drug interaction extraction from biomedical literature[C]. Proceedings of the 8th acm international conference on bioinformatics, computational biology, and health informatics. 2017: 36—43.

[68] Liu S, Chen K, Chen Q, et al. Dependency-based convolutional neural network for drug-drug interaction extraction[C]. 2016 IEEE international conference on bioinformatics and biomedicine (BIBM). IEEE,

2016：1074－1080.

[69] Zhang C，Lu Y，Zang T. CNN-DDI：a learning-based method for predicting drug-drug interactions using convolution neural networks [J]. BMC Bioinformatics，2022，23(1):1－12.

[70] Sun X，Ma L，Du X，et al. Deep convolution neural networks for drug-drug interaction extraction[C]. 2018 IEEE international conference on bioinformatics and biomedicine (BIBM). IEEE，2018：1662－1668.

[71] SUN X，DONG K，MA L，et al. Drug-drug interaction extraction via recurrent hybrid convolutional neural networks with an improved focal loss[J]. Entropy，2019，21(1)：37.

[72] Luo L，Yang Z，Cao M，et al. A neural network-based joint learning approach for biomedical entity and relation extraction from biomedical literature[J]. Journal of Biomedical Informatics，2020，103：103384.

[73] Peters M. E.，Neumann M.，Lyyer M.，Gardner M.，Clark C. et al.. Deep contextualized word representations[C]. Proceedings of the Conference of the North American Chapter of the Association for Computational Linguistics，2018：2227－2237.

[74] Shanwen Z，Wenzhun H，Yun Z. Drug-Drug Interaction Extraction Based on Bidirectional Gated Recurrent Unit networks and Capsule Networks[J]. Journal of Biomedical Science，2021，3(3)：805－811.

[75] Mondal I. BERTChem-DDI：Improved Drug-Drug Interaction Prediction from text using Chemical Structure Information[C]. Proceedings of Knowledgeable NLP：the First Workshop on Integrating Structured Knowledge and Neural Networks for NLP. 2020：27－32.

[76] Lee J，Yoon W，Kim S，et al. BioBERT：a pre-trained biomedical language representation model for biomedical text mining[J]. Bioinformatics，2020，36(4)：1234－1240.

[77] Ananiadou S，Pyysalo S，Tsujii J，et al. Event extraction for systems biology by text mining the literature[J]. Trends in biotechnology，2010，28(7)：381－390.

[78] Lever J，Jones S J M. VERSE：Event and relation extraction in

the BioNLP 2016 Shared Task[C]. Proceedings of the 4th BioNLP shared task workshop. 2016：42—49.

[79] Venugopal D, Chen C, Gogate V, et al. Relieving the computational bottleneck：Joint inference for event extraction with high-dimensional features[C]. Proceedings of the 2014 Conference on Empirical Methods in Natural Language Processing (EMNLP). 2014：831—843.

[80] Zhou D, Zhong D. A semi-supervised learning framework for biomedical event extraction based on hidden topics[J]. Artificial intelligence in medicine，2015，64(1)：51—58.

[81] Abdulkadhar S, Bhasuran B, Natarajan J. Multiscale Laplacian graph kernel combined with lexico-syntactic patterns for biomedical event extraction from literature [J]. Knowledge and Information Systems，2021，63(1)：143—173.

[82] Björne J, Salakoski T. Biomedical event extraction using convolutional neural networks and dependency parsing[C]. Proceedings of the BioNLP 2018 workshop. 2018：98—108.

[83] Björne J, Salakoski T. TEES 2.1：Automated annotation scheme learning in the BioNLP 2013 Shared Task[C]. Proceedings of the BioNLP Shared Task 2013 Workshop，2013：16—25.

[84] Hai-Long T, Thy T T, Duong K, et al. DeepEventMine：end-to-end neural nested event extraction from biomedical texts[J]. Bioinformatics，2020(19)：4910—4917.

[85] Diya Li, Lifu Huang, Heng Ji, and Jiawei Han. Biomedical event extraction based on knowledge driven tree-lstm[C]. In Proceedings of the 2019 Conference of the North American Chapter of the Association for Computational Linguistics：Human Language Technologies，2019：1421—1430.

[86] Huang K H, Yang M, Peng N. Biomedical Event Extraction with Hierarchical Knowledge Graphs[C]. Findings of the Association for Computational Linguistics：EMNLP 2020. 2020：1277—1285.

[87] Beltagy I, Lo K, Cohan A. SciBERT：A Pretrained Language Model for Scientific Text[C]. Proceedings of the 2019 Conference on Empirical Methods in Natural Language Processing and the 9th International

Joint Conference on Natural Language Processing (EMNLP-IJCNLP). 2019: 3615−3620.

[88] Zhu L, Zheng H. Biomedical event extraction with a novel combination strategy based on hybrid deep neural networks[J]. BMC bioinformatics, 2020, 21(1): 1−12.

[89] Wu P Y, Cheng C W, Kaddi C D, et al. -Omic and electronic health record big data analytics for precision medicine[J]. IEEE Transactions on Biomedical Engineering, 2017, 64(2): 263−273.

[90] Jin-Dong K, Claire N, Robert B, et al. Proceedings of The 5th Workshop on BioNLP Open Shared Tasks[C]. Proceedings of The 5th Workshop on BioNLP Open Shared Tasks. 2019:1−14.

[91] Kim J D, Wang Y, Takagi T, et al. Overview of genia event task in bionlp shared task 2011[C]. Proceedings of BioNLP shared task 2011 workshop. 2011: 7−15.

[92] Kim J D, Wang Y, Yasunori Y. The genia event extraction shared task, 2013 edition-overview [C]. Proceedings of the BioNLP Shared Task 2013 Workshop, 2013: 8−15.

[93] Brownlee J. 2017. Why one-hot encode data in machine learning. Retrieved January 18, 2022, from https://machinelearningmastery. com/why-one-hot-encode-data-in-machine-learning.

[94] Joachims T. Text categorization with support vector machines: Learning with many relevant features. European conference on machine learning[C]. The 10th European Conference on Machine Learning, 1998: 137−142.

[95] Bengio Y., Ducharme R., Vincent P., Janvin C. A neural probabilistic language model[J]. Journal of Machine Learning Research. 2003, 3:1137−1155.

[96] Kai H, Wu H, Qi K, et al. A domain keyword analysis approach extending Term Frequency-Keyword Active Index with Google Word2Vec model[J]. Scientometrics, 2018, 114(3): 1031−1068.

[97] Simonyan K, Zisserman A. Very deep convolutional networks for large-scale image recognition[C]. The 3rd International Conference on Learning Representations. 2015:1−14.

[98] Feiyan Z, Linpeng J, Jun D. Review of convolutional neural network[J]. Chinese journal of computers, 2017, 40(6): 1229－1251.

[99] Kim Y. Convolutional neural networks for sentence classification[C]. Proceedings of the 2014 Conference on Empirical Methods in Natural Language Processing (EMNLP), 2014:1746－1751.

[100] Feng C M, Wang K, Lu S, et al. Brain MRI super-resolution using coupled-projection residual network[J]. Neurocomputing, 2021, 456: 190－199.

[101] Dey R, Salem F M. Gate-variants of gated recurrent unit (GRU) neural networks[C]. 2017 IEEE 60th international midwest symposium on circuits and systems (MWSCAS). IEEE, 2017: 1597－1600.

[102] Niu Z, Zhong G, Yu H. A review on the attention mechanism of deep learning[J]. Neurocomputing, 2021, 452: 48－62.

[103] Krallinger M, Rabal O, Akhondi S A, et al. Overview of the BioCreative VI chemical-protein interaction Track[C]. Proceedings of the sixth BioCreative challenge evaluation workshop. 2017, 1: 141－146.

[104] Lin A, Van Diemen P, Motwani M, et al. Machine learning from quantitative coronary computed tomography angiography predicts ischemia and impaired myocardial blood flow[J]. Journal of Cardiovascular Computed Tomography, 2021, 15(4): S3－S4.

[105] Villemin J P, Lorenzi C, Cabrillac M S, et al. A cell-to-patient machine learning transfer approach uncovers novel basal-like breast cancer prognostic markers amongst alternative splice variants[J]. BMC biology, 2021, 19(1): 1－19.

[106] Stupp D, Sharon E, Bloch I, et al. Co-evolution based machine-learning for predicting functional interactions between human genes [J]. Nature communications, 2021, 12(1): 1－14.

[107] Warikoo N, Chang Y C, Hsu W L. LPTK: a linguistic pattern-aware dependency tree kernel approach for the BioCreative VI CHEMPROT task[J]. Database, 2018, 2018:bay108.

[108] Lung P Y, He Z, Zhao T, et al. Extracting chemical-protein interactions from literature using sentence structure analysis and feature engineering[J]. Database, 2019, 2019:bay138.

[109] Zhao D, Wang J, Lin H, et al. Extracting drug-drug interactions with hybrid bidirectional gated recurrent unit and graph convolutional network[J]. Journal of Biomedical Informatics, 2019, 99:103295.

[110] Sun C, Yang Z, Wang L, et al. Chemical-protein interaction extraction from biomedical literature: a hierarchical recurrent convolutional neural network method[J]. International Journal of Data Mining and Bioinformatics, 2019, 22(2): 113—130.

[111] Mehryary F, Björne J, Salakoski T, et al. Combining support vector machines and LSTM networks for chemical-protein relation extraction[C]. Proceedings of the BioCreative VI Workshop. 2017: 176—180.

[112] Nyamabo A K, Yu H, Shi J Y. SSI-DDI: substructure-substructure interactions for drug-drug interaction prediction[J]. Briefings in Bioinformatics, 2021, 22(6): bbab133.

[113] Sun C, Yang Z, Wang L, et al. Attention guided capsule networks for chemical-protein interaction extraction[J]. Journal of Biomedical Informatics, 2020, 103:103392.

[114] Bahdanau D, Cho K H, Bengio Y. Neural machine translation by jointly learning to align and translate[C]. 3rd International Conference on Learning Representations. 2015:1—15.

[115] Li J, Luong M T, Jurafsky D. A Hierarchical Neural Autoencoder for Paragraphs and Documents[C]. Proceedings of the 53rd Annual Meeting of the Association for Computational Linguistics and the 7th International Joint Conference on Natural Language Processing. 2015: 1106—1115.

[116] Hong L, Lin J, Li S, et al. A novel machine learning framework for automated biomedical relation extraction from large-scale literature repositories[J]. Nature Machine Intelligence, 2020, 2(6): 347—350.

[117] He K, Zhang X, Ren S, et al. Deep residual learning for image recognition. Proceedings of the IEEE conference on computer vision and pattern recognition. 2016: 770—778.

[118] Chen Z, Jiang Y, Zhang X, et al. ResNet18DNN: prediction approach of drug-induced liver injury by deep neural network with Res-

Net18[J]. Briefings in Bioinformatics，2022，23（1）：bbab503.

［119］Siddan G，Palraj P. Foetal neurodegenerative disease classification using improved deep ResNet classification based VGG-19 feature extraction network[J]. Multimedia Tools and Applications，2022，81（2）：2393－2408.

［120］Ioffe S，Szegedy C. Batch normalization：Accelerating deep network training by reducing internal covariate shift［C］. International conference on machine learning. PMLR，2015：448－456.

［121］Shrestha S，Alsadoon A，Prasad P，et al. A novel solution of using deep learning for prostate cancer segmentation：enhanced batch normalization［J］. Multimedia Tools and Applications，2021，80（14）：21293－21313.

［122］Xu J，Sun X，Zhang Z，et al. Understanding and improving layer normalization[J]. Advances in Neural Information Processing Systems，2019，32：4381－4391.

［123］Xiong R，Yang Y，He D，et al. On layer normalization in the transformer architecture[J]. International Conference on Machine Learning. PMLR，2020：10524－10533.

［124］Nam H，Kim H E. Batch-instance normalization for adaptively style-invariant neural networks[J]. Advances in Neural Information Processing Systems，2018，31：2563－2572.

［125］Choi S，Kim T，Jeong M，et al. Meta batch-instance normalization for generalizable person re-identification［C］. Proceedings of the IEEE/CVF conference on Computer Vision and Pattern Recognition. 2021：3425－3435.

［126］Wu Y，He K. Group normalization［C］. Proceedings of the European conference on computer vision（ECCV）. 2018：3－19.

［127］Zhou K，Huang X，Li Y，et al. Towards deeper graph neural networks with differentiable group normalization[J]. Advances in Neural Information Processing Systems，2020，33：4917－4928.

［128］Tsubaki M，Tomii K，Sese J. Compound-protein interaction prediction with end-to-end learning of neuralnetworks for graphs and sequences[J]. Bioinformatics，2019，35（2）：309－318.

[129] Peng Y, Yan S, Lu Z. Transfer Learning in Biomedical Natural Language Processing: An Evaluation of BERT and ELMo on Ten Benchmarking Datasets[C]. Proceedings of the 18th BioNLP Workshop and Shared Task. 2019: 58—65.

[130] Sun C, Yang Z, Su L, et al. Chemical-protein interaction extraction via Gaussian probability distribution and external biomedical knowledge[J]. Bioinformatics, 2020, 36(15): 4323—4330.

[131] Chowdhury M F M, Lavelli A. FBK-irst: A multi-phase kernel based approach for drug-drug interaction detection and classification that exploits linguistic information[C]. Second Joint Conference on Lexical and Computational Semantics (＊SEM), Volume 2: Proceedings of the Seventh International Workshop on Semantic Evaluation (SemEval 2013). 2013: 351—355.

[132] Liu S, Tang B, Chen Q, et al. Drug-drug interaction extraction via convolutional neural networks[J]. Computational and mathematical methods in medicine, 2016: 6918381.

[133] Zheng W, Lin H, Luo L, et al. An attention-based effective neural model for drug-drug interactions extraction[J]. BMC bioinformatics, 2017, 18(1): 1—11.

[134] Asada M, Miwa M, Sasaki Y. Using drug descriptions and molecular structures for drug-drug interaction extraction from literature [J]. Bioinformatics, 2021, 37(12): 1739—1746.

[135] Kambhampati S B S, Vaishya R. Trends in publications on the anterior cruciate ligament over the past 40 years on PubMed[J]. Orthopaedic Journal of Sports Medicine, 2019, 7(7): 1—8.

[136] Lu Y, Ma X, Lu Y, et al. A novel sample selection strategy for imbalanced data of biomedical event extraction with joint scoring mechanism[J]. Computational and Mathematical Methods in Medicine, 2016, 2016:7536494.

[137] Han J, Pei J, Mortazavi-Asl B, et al. Prefixspan: Mining sequential patterns efficiently by prefix-projected pattern growth[C]. Proceedings of the 17th international conference on data engineering. IEEE, 2001: 215—224.

[138] Moen S，Ananiadou T S S. Distributional semantics resources for biomedical text processing[J]. Proceedings of LBM，2013：39－44.

[139] Mehryary F，Kaewphan S，Hakala K，et al. Filtering large-scale event collections using a combination of supervised and unsupervised learning for event trigger classification[J]. Journal of Biomedical Semantics，2016,7(1):1－1.

[140] Hopkins A L. Network pharmacology[J]. Nature Biotechnology，2007，25(10):1110－1111.

[141] Jing Zhao，Jian Yang，Saisai Tian，et al. A survey of web resources and tools for the study of TCM network pharmacology[J]. Quantitative Biology，2019，7(1)：17－29.

[142] Xie G，Peng W，Li P，et al. A Network Pharmacology Analysis to Explore the Effect of Astragali Radix-Radix Angelica Sinensis on Traumatic Brain Injury[J]. BioMed Research International，2018，2018(5):1－13.

[143] Tao H，Ziwan N，Dongdong H，et al. Uncovering the Mechanisms of Chinese Herbal Medicine (MaZiRenWan) for Functional Constipation by Focused Network Pharmacology Approach[J]. Frontiers in Pharmacology，2018，9:270.

[144] 陈红梅. 蒙药土茯苓七味汤散中盐酸小檗碱的反相高效液相色谱法分析[J]. 中国实验方剂学杂志，2010(9)：2.

[145] Nashunbuhe，Tonglaga. The Curative Effect of Mongolian Medicine in Treating 75 Patients with Psoriasis Vulgaris[J]. Journal of Inner Mongolia University for Nationalities，2012，95(01)：86－87.

[146] Ru J，Li P，Wang J，et al. TCMSP：a database of systems pharmacology for drug discovery from herbal medicines[J]. J Cheminform，2014，6(1)：13.

[147] Li Y，Xie J，Li Y，et al. Literature data based systems pharmacology uncovers the essence of "body fire" in traditional Chinese medicine：A case by Huang-Lian-Jie-Du-Tang[J]. Journal of Ethnopharmacology，2019，237：266－285.

[148] Wang W，Yuhai，Wang H，et al. Astilbin reduces ROS accumulation and VEGF expression through Nrf2 in psoriasis-like skin disease

[J]. Biological Research, 2019, 52: 49.

[149] Zingales V, M Fernández-Franzón, Ruiz M J. Quercetin protects SH-SY5Y cells against sterigmatocystin-induced toxicity: prevention of NF-κB nuclear translocation and down regulation of HO-1 expression [J]. Free Radical Biology and Medicine, 2021, 165: 38.

[150] Le K, Song Z, Deng J, et al. Quercetin alleviates neonatal hypoxic-ischemic brain injury by inhibiting microglia-derived oxidative stress and TLR4-mediated inflammation[J]. Inflammation Research, 2020, 69 (12): 1201—1213.

[151] Luo W, Chen X, Ye L, et al. Kaempferol attenuates streptozotocin-induced diabetic nephropathy by downregulating TRAF6 expression: the role of TRAF6 in diabetic nephropathy[J]. Journal of Ethnopharmacology, 2021, 268: 113553.

[152] Naiki-Ito A, Naiki T, Kato H, et al. Recruitment of miR-8080 by luteolin inhibits androgen receptor splice variant 7 expression in castration-resistant prostate cancer[J]. Carcinogenesis, 2020, 41(8): 1145—1157.

[153] Ghosh A, Tiwari GJ. Role of nitric oxide-scavenging activity of Karanjin and Pongapin in the treatment of Psoriasis[J]. 3 Biotech 2018, 8(8): 338.

[154] Sun H, Cai X, Zhou H, et al. The protein-protein interaction network and clinical significance of heat-shock proteins in esophageal squamous cell carcinoma[J]. Amino Acids, 2018, 50(6): 685—697.

[155] Vijayalakshmi A, Ravichandiran V, Velraj M, et al. Screening of flavonoid "quercetin" from the rhizome of Smilax china Linn. for antipsoriatic activity[J]. Asian Pacific Journal of Tropical Biomedicine, 2012, 2(004): 269—275.

[156] Liang Y, Sarkar MK, Tsoi LC, Gudjonsson JE. Psoriasis: a mixed autoimmune and autoinflammatory disease[J]. Curr Opin Immunol, 2017, 49: 1—8.

[157] Elsohafy MA, Elghzaly AA, Abdelsalam HM, Gaballah MA. Assessment of the Possible Role of FOXP3 Gene (rs3761548) Polymorphism in Psoriasis Vulgaris Susceptibility and Pathogenesis: Egyptian

Study[J]. Indian Dermatol Online J, 2019, 10(4): 401—405.

[158] de Jesús-Gil C, Ruiz-Romeu E, Ferran M, et al. IL-15 and IL-23 synergize to trigger Th17 response by CLA+ T cells in psoriasis[J]. Experimental Dermatology, 2020, 29(7): 630—638.

[159] EL-Adel R M, Hameed M F A, ElShaer M A, et al. IMMU-NOHISTOCHEMICAL STUDY OF PROTEIN P53 IN EGYPTIAN PSORIASIS[J]. International Journal of Academic Research, 2010, 2 (6): 26—42.

[160] Xia Z, Shao-Xiu C, Ping H, et al. Mechanism of Danhuaiyinxie concentrated pill in down-regulating p21 and p53 gene of psoriasis guinea pig model[J]. Practical Pharmacy And Clinical Remedies, 2016, 19(12):1469—1472.

[161] Kunstfeld R, Hirakawa S, Hong YK, et al. Induction of cutaneous delayed-type hypersensitivity reactions in VEGF-A transgenic mice results in chronic skin inflammation associated with persistent lymphatic hyperplasia[J]. Blood, 2004, 104(4): 1048—1057.

[162] Young HS, Kamaly-Asl ID, Laws PM, Pemberton P, Griffiths CEM. Genetic interaction between placental growth factor and vascular endothelial growth factor A in psoriasis[J]. Clin Exp Dermatol, 2020, 45(3): 302—308.

[163] Chen G, McCormick TS, Hammerberg C, Ryder-Diggs S, Stevens SR, Cooper KD. Basal keratinocytes from uninvolved psoriatic skin exhibit accelerated spreading and focal adhesion kinase responsiveness to fibronectin[J]. J Invest Dermatol, 2001, 117(6): 1538—1545.

[164] Vijayalakshmi A, Ravichandiran V, Velraj M, et al. Screening of flavonoid "quercetin" from the rhizome of Smilax china Linn. for antipsoriatic activity[J]. Asian Pacific Journal of Tropical Biomedicine, 2012, 2(004): 269—275.

[165] Sharma A, Kashyap D, Sak K, et al. Therapeutic charm of quercetin and its derivatives: a review of research and patents[J]. Pharm Pat Anal, 2017, 7(1):15—32.

[166] Chen H, Lu C, Liu H, et al. Quercetin ameliorates imiquimod-induced psoriasis-like skin inflammation in mice via the NF-κB

pathway[J]. International Immunopharmacology，2017，48:110－117.

[167] Liu Y，Tang Z G，Yang J Q，et al. Low concentration of quercetin antagonizes the invasion and angiogenesis of human glioblastoma U251 cells[J]. OncoTargets and therapy，2017，10：4023.

[168] Jia Z，Chen A，Wang C，et al. Amelioration effects of Kaempferol on immune response following chronic intermittent cold-stress [J]. Research in veterinary science，2019，125：390－396.

[169] Liu C，Liu H，Lu C，et al. Kaempferol attenuates imiquimod-induced psoriatic skin inflammation in a mouse model[J]. Clinical & Experimental Immunology，2019，198(3)：403－415.

[170] Babu S，Krishnan M，Rajagopal P，et al. Beta-sitosterol attenuates insulin resistance in adipose tissue via IRS-1/Akt mediated insulin signaling in high fat diet and sucrose induced type-2 diabetic rats[J]. European Journal of Pharmacology，2020，873:173004.

[171] Zhou B X，Li J，Liang X L，et al. β-sitosterol ameliorates influenza A virus-induced proinflammatory response and acute lung injury in mice by disrupting the cross-talk between RIG-I and IFN/STAT signaling [J]. Acta Pharmacologica Sinica，2020，41(9)：1178－1196.

[172] Yin Y，Liu X，Liu J，et al. Beta-sitosterol and its derivatives repress lipopolysaccharide/d -galactosamine-induced acute hepatic injury by inhibiting the oxidation and inflammation in mice[J]. Bioorganic & Medicinal Chemistry Letters，2018，28:1525－1533.

[173] Chen W，Yu C，Hu P，et al. Stigmasterol blocks cartilage degradation in rabbit model of osteoarthritis[J]. Acta Biochimica Polonica，2012，59(4)：537－541.

[174] Antwi A O，Obiri D D，Newman O，et al. Stigmasterol Alleviates Cutaneous Allergic Responses in Rodents[J]. Biomed Research International，2018，2018:1－13.

[175] Opoku A A，Darko O D，Newman O. Stigmasterol Modulates Allergic Airway Inflammation in Guinea Pig Model of Ovalbumin-Induced Asthma[J]. Mediators Inflamm，2017，2017:1－11.

[176] Li H，Gao L，Shen Z，et al. Association study of NFKB1 and SUMO4 polymorphisms in Chinese patients with psoriasis vulgaris[J].

Archives of Dermatological Research，2008，300(8)：425—433.

[177] Cho Y S，Kim C H，Ha T S，et al. Inhibition of NF-κB and STAT3 by quercetin with suppression of adhesion molecule expression in vascular endothelial cells[J]. Farmacia，2016，64(5)：668—673.

[178] Nayak G，Cooper G M. p53 is a major component of the transcriptional and apoptotic program regulated by PI 3-kinase/Akt/GSK3 signaling[J]. Cell death & disease，2012，3(10)：e400.

[179] Li C，Xiao L，Jia J，et al. Cornulin is induced in psoriasis lesions and promotes keratinocyte proliferation via phosphoinositide 3-kinase/Akt pathways[J]. Journal of Investigative Dermatology，2019，139(1)：71—80.

[180] Antoun S，Atallah D，Tahtouh R，et al. Different TP53 mutants in p53 overexpressed epithelial ovarian carcinoma can be associated both with altered and unaltered glycolytic and apoptotic profiles[J]. Cancer Cell International，2018，18(1)：14.

[181] Ramezani M，Shamshiri A，Zavattaro E，et al. Immunohistochemical expression of P53，Ki-67，and CD34 in psoriasis and psoriasiform dermatitis[J]. BioMedicine (Taipei). 2019，9(4)：26.

[182] Xiao-Hong M，Xiao-Yan Z，Hong-Yan L I，et al. The Expression of Akt1，Akt2，Akt3 in the Lesions of Psoriasis Vulgaris[J]. The Chinese Journal of Dermatovenereology，2011，25(05)：338—340.

[183] Naeem A S，Zhu Y，Di W L，et al. AKT1-mediated Lamin A/C degradation is required for nuclear degradation and normal epidermal terminal differentiation[J]. Cell Death & Differentiation，2015，22(12)：2123.

[184] Ghosh A，Tiwari G J. Role of nitric oxide-scavenging activity of Karanjin and Pongapin in the treatment of Psoriasis[J]. 3 Biotech，2018，8(8)：1—4.